本书编委会

主　编　黄　雄　邓河晃　张春平

副主编　马　崔　老洪尧　郑洪波

编写者　黄　雄　邓河晃　张春平　马　崔　老洪尧

郑洪波　郭扬波　李　燕　聂　莎　张璐璐

林　宁　王志杰　欧益金　叶　敏　王　敏

朱海珍　陈志兴

电抽搐治疗
原理与临床应用
Principles and Clinical Application for Electroconvulsive Therapy

主　编：黄　雄　邓河晃　张春平
副主编：马　崔　老洪尧　郑洪波

暨南大學出版社
JINAN UNIVERSITY PRESS
中国·广州

图书在版编目（CIP）数据

电抽搐治疗原理与临床应用/黄雄，邓河晃，张春平主编．—广州：暨南大学出版社，2009.6

ISBN 978-7-81135-312-9

Ⅰ．电…　Ⅱ．①黄…②邓…③张…　Ⅲ．抽搐—电疗法　Ⅳ．R741.041

中国版本图书馆 CIP 数据核字（2009）第 078118 号

出版发行：暨南大学出版社

地　址：中国广州暨南大学
电　话：总编室（8620）85221601
　　　　营销部（8620）85225284　85228291　85220693（邮购）
传　真：（8620）85221583（办公室）　85223774（营销部）
邮　编：510630
网　址：http://www.jnupress.com　http://press.jnu.edu.cn

排　版：暨南大学出版社照排中心
印　刷：深圳市新联美术印刷有限公司

开　本：787mm×1092mm　1/16
印　张：11.5
字　数：240 千
版　次：2009 年 6 月第 1 版
印　次：2009 年 6 月第 1 次

定　价：25.00 元

前　言

电抽搐治疗是一种物理治疗方法，是精神科重要的治疗方法之一。1938 年 Bini 和 Cerletti 最早使用电休克治疗方法（Eletro-shock Therapy，EST），后改称电抽搐治疗（Electric Convulsive Therapy，ECT）。ECT 沿用至今已近70 年，并不断被改良和完善，目前临床使用的方法是无抽搐的电痉挛治疗，又称改良性电抽搐治疗（Modified Electroconvulsive Therapy，MECT）。

我国开展电抽搐治疗始于20 世纪40 年代后期，最早开展这项治疗技术的有广州市立精神病院（现广州市精神病医院前身）和华东精神病防治院（现南京脑科医院前身），之后在全国范围内逐渐被推广应用。随着时代的变迁，我国电抽搐治疗的发展也时起时落，甚至受到批评，特别是文化大革命时期把电抽搐治疗说成是对病人的“刑罚”而受到严厉的批判。文化大革命后，随着针灸和电针治疗的兴起，电抽搐治疗逐渐恢复临床应用。我国使用的电抽搐治疗仪最初来自国外，20 世纪70 年代，我国自行研制成功国产电抽搐治疗仪，并在该基础上改用电针作为电极，穴位作为电极放置处，通过强刺激引起抽搐而达到治疗的目的。该治疗方法受到美国精神科学会的重视，并于1986 年在美国《抽搐治疗杂志》发表了两篇论评，对我国的电针抽搐治疗给予了很高的评价。

广州市精神病医院从1948 年开始将电抽搐治疗应用于临床，当时是中国最早建立 ECT 治疗技术的医院，1998 年从美国引进改良后的电抽搐治疗仪和技术，同年成立改良电抽搐治疗技术小组，并制定了 MECT 治疗室的工作制度和职责及操作规程。2001 年 MECT 技术小组起草了《广东省精神科电抽搐治疗规范》（试行），编写了广东省改良电抽搐治疗培训教材。自改良电抽搐治疗开展以来，该治疗室已有3 万多人次接受了 MECT 治疗，接纳了60 多名国内精神科医生进修和培训，其治疗室的设备及技术方面在国内具有一定的代表性，是国内仅有的几家 MECT 培训中心之一。

本书编写者是广州市精神科医院多年从事电抽搐治疗临床与研究的

专家。考虑到我省 MECT 发展迅速（从 1998 年的一家发展到目前的 20 多家），到目前为止，国内还未有一本正式发行的电抽搐治疗培训教材；在供自己学习、与同行交流的基础上，力争在临床工作中有所遵循，为推动我省精神卫生事业的发展做点实事。正是这一共同的愿望，促使我们通力合作，完成了本书的编撰。书中系统地介绍了电抽搐治疗的理论与实践，涉及内容广泛，实用性强，在临床工作中希望本书能成为读者的好帮手。

本书在编写过程中，由于时间仓促，出现错误之处在所难免，祈同行们不吝赐教。

编　者

2009 年 5 月 17 日

目　录

第一章　电抽搐治疗的历史与发展

第一节　概　述

电抽搐治疗以往也称为电休克治疗（Eletro-shock Therapy，EST），由于“休克”一词不当，故改称电抽搐治疗（Electric Convulsive Therapy，ECT）。它是一种非药物治疗方法，能有效地治疗某些严重的精神疾病、神经疾病，是目前精神科一种重要的治疗方法。电抽搐治疗是指用短暂、适量的电流刺激大脑，引起病人意识丧失、皮层广泛性脑放电和全身抽搐，以达到控制病人精神症状的目的。该方法沿用至今已近70年，并不断被改良和完善，目前临床使用的方法是无抽搐的电痉挛治疗，又称改良性电抽搐治疗（Modified Electroconvulsive Therapy，MECT）。

自20世纪50年代氯丙嗪开始用于治疗精神病以来，药物治疗在精神科已得到了迅速发展，并且逐渐占据主导地位，对精神疾病的治疗起到了重要的作用，在临床上解决了不少问题。然而，由于目前对精神疾病的病因大部分还不清楚，生物学的治疗手段还不足以解决临床一些难题，故综合的治疗方法还是目前精神疾病治疗的主要措施。电抽搐治疗就是其中的一种方法。我们在临床上会看到相当一部分病人，他们接受药物治疗、心理治疗等无效，或因严重的药物副作用而无法耐受治疗；或者症状严重，需要紧急处理，如重性抑郁有严重自杀行为、兴奋躁动的病人，有伤人或自伤行为的病人，紧张、木僵的病人等，对于这些病人，电抽搐治疗是一种快速、有效、安全的治疗方法，有时能起到及时抢救病人生命的重大作用。

电抽搐治疗方法既有其临床重要作用，亦有一些不足和争议的方面。对于电抽搐治疗方法对脑组织的损害，尤其是对认知功能的损害至今还存在一些争议，电抽搐治疗引起的副作用也不能不引起重视和注意。正是由于这些争议和问题的存在，多年来也促进了对电抽搐治疗的不断改进和改良，包括电流、电压、通电时间、电疗次数、疗程的间歇时间、电极的放置、相关药物的使用、吸氧、治疗的应急措施和设备等都得到了相应的改良和完善。值得提出的是，在不断改进和规范电抽搐治疗方面，美国精神病学协会（APA）做了不少工作，作出了重要贡献。美国精神病学协会在1978年首先发表全面介绍电抽搐治疗的文章；1985年，美国健康科学研究院和国立精神研究所（NIMH）召开和主持了电抽搐治疗研究会，会议达成一致意见，决定发展并推动电抽搐治疗，其中包括对相关电抽搐治疗人员的培训教育及临床应用；20世纪80年代末，美国精神病学协会授权新一届的电抽搐治疗特别委员会推广相关事宜；1990年，美国精神病学协会首次出版了《电抽搐治疗使用手册》，综合介绍了电抽搐治疗的临床意义和使用、人员的挑选及培训，该手册对精神病学临床应用影响深远。在接下来的10年中，电抽搐治疗有了长足的发展，每年针对其发表的文章多达上百篇。此后，美国精神病学协会还授权重组的电抽搐治疗特别工作小组检索MEDLINE数据库所收录的1989—1998年与电抽搐治疗相关的文献，并将其整编为摘要提供给协会的成员参考。

为了使所推广的电抽搐治疗方法不但具有临床疗效，而且更具有科学性、合法性并符合伦理要求，美国精神病学协会电抽搐治疗特别工作小组还邀请众多专业机构（如精神病学、神经病学、麻醉学、护理学、麻醉护理以及心理学等领域）、相关领域专家（包括儿童、成人与老年精神病专家，神经病学、神经精神病学、心理学、麻醉学、心脏内科学、产科学等方面专家，医学伦理学专家及律师）、法规部门（保健监督委员会和FDA）以及大量的非专业性的精神健康组织对《电抽搐治疗使用手册》进行审核再版。在再版工作接近完成时，美国精神病学协会还通过其专栏报刊《精神病学快报》广泛征求对该版文稿审核的建议，使更多的从业医师有机会参与探讨。最后，汇集了来自各个领域意见的终审稿经过美国精神病学协会内部审核后获准通过，体现了该手册的临床科学性、进步性、合法性和权威性。

改版后的《电抽搐治疗使用手册》提供了一系列有关的介绍和说明，使操作人员及相关机构能更安全有效地实施电抽搐治疗，特别是在一些和教育、培训、授权相关的重要问题上，尽量做到简明易懂。每一章节都是先进行一些背景资料的阐述，然后再对所阐述的内容进行简明的总结介绍。这和1990年版的把该书背景资料作为一个单独的章节描述，最后才作一个总的介绍有很大的不同，使该手册更加趋向整体性。另一个区别是新版的参考文献比旧版多了4倍，且增加的文献都是新近发表的文章，为操作者提供了不少有用的参考。在此期间，美国精神病学协会还出版了一些相应的电抽搐治疗期刊，并对其他国家在这些方面的状况和类似的治疗方法或替代方法进行介绍，也对电抽搐治疗的临床使用和研究成果及时加以总结和介绍，把好的方面加以肯定和推广，对一些没有定论的东西则提出建议和推荐，对推进电抽搐治疗起到积极的作用。应该说，多年来美国精神病学协会对电抽搐治疗所作的努力是功不可没的。

我国中医针灸治疗精神病与现代电抽搐治疗有一定的有机联系。电抽搐治疗精神病在我国开展虽然比较迟，但我国精神病科工作者运用中医针灸的原理，用电针给患者以强烈的刺激造成的业抽搐与电抽搐可以说是异曲同工。在此基础上，我国一些精神病医院继续开展这方面的研究工作，以督脉的百会和人中穴作为电极的刺激部位，输入小量的电源便可以引起抽搐发作并收到疗效。华西医科大学精神卫生中心（原四川医学院）和绵阳市精神病院在这方面做了不少临床及研究工作。我国利用电针刺激开展电抽搐治疗也引起国外的关注和报道，这种利用电针刺激引起的休克治疗的优点在于抽搐阈值较低，抽搐强度不那么大，发作后意识丧失程度相对轻，急性遗忘少，从脑电图的记录变化较小这些客观指标可以说明其临床状况。中医电针强刺激引起抽搐这一临床现象为我们进一步探索电抽搐治疗精神病的原理和方法提供了新的研究视角。

应该指出，虽然电抽搐治疗精神病有它的重要性，但它的治疗机理对认知功能的损害以及一些严重的副作用问题还是值得我们重视和探索的。另外，它用于治疗一些特殊人群（如儿童、青少年、老年人、孕妇及有其他躯体疾病的患者）以及作为重性抑郁症的维持治疗，更有待进一步研究明确。在精神疾病的病因尚未阐明之前，利用生物学的治疗手段尚无法更好地解决精神疾病的治疗问题之际，电抽搐治疗目前尚有它的一席之地。

第二节　电抽搐治疗的起源与发展

在人类史上使用电来治疗疾病始于罗马时代，当时人们是用电鳗鱼的尾部来治疗头痛，治疗时仅简单地将电鳗鱼放在痛点的旁边即可，这种治疗方法与我们所讨论的内容有所不同。而真正使用电抽搐治疗精神疾病却是后来的事，虽然在16世纪瑞士的内科医生 Paracelus 发明了利用口服樟脑酊产生抽搐治疗精神病，但未有文章报道（Mowbray，1959）。发表关于“利用口服樟脑酊每两小时1次产生抽搐来治疗躁狂发作”第一篇论文者是 Leopola Von Auenberuger（Mowbray，1959），第二篇论文是由 Oliver 医生于 1985 年发表在《伦敦医学杂志》上（Kinowsky，1982），以后继续有这方面资料被披露或报道，先后几乎经历了两个世纪之久，而先前这些医生所用的药物抽搐治疗方法为后来的电抽搐治疗方法打下了临床应用基础。

现代运用电抽搐方法治疗精神疾病的主要创始人是匈牙利医生 Ladislaus Von Meduna，他在 1934 年首先使用抽搐疗法治疗精神病病人。他使用这种疗法的依据是：患有癫痫并出现精神病症状的病人，在癫痫自发性发作之后，精神病症状明显好转；另外，患癫痫的病人，若出现精神分裂症的临床表现，其预后良好。Von Meduna 认为，癫痫发作与精神病症状之间存在生物学拮抗作用，因此他利用樟脑注射的方法，使精神病病人出现癫痫发作。在他第一批治疗的 26 名病人当中，有 13 名病人的精神病症状出现部分或完全缓解，在这一批病人中他亦试用过溴剂注射引起抽搐的治疗方法。由于长期使用樟脑注射会产生不少副作用，所以他开始时使用损害较小的剂量诱导抽搐发作。在不断探索的过程中，他发现使用戊四氮注射的效果比樟脑要好，副作用亦相对少些，但仍存在不少问题，如注射戊四氮后病人出现濒死感，或出现心脏损害、血栓形成等。

1934 年，Chiauzzi 于动物的口腔和直肠之间放置相同的电极片，通过 220V、50Hz 的电流 0.25s 后，发现动物出现抽搐大发作。后来意大利医生 Bini 也做了相同的研究，并在瑞士 Miinsingen 召开的一次国际会议上报告了他在动物研究上的结果，但这种电极的放置危险性较大，可能引起部分受试的动物死亡。Bini 和他的同事 Cerletti 在猪的身上继续进行研究探索。他们发现，这些所谓头部受电击致“死”的活猪，事实上是电击猪的头部时活猪出现抽搐，随后昏迷时被人为地杀死，而流经猪大脑的电刺激并未真正电死活猪，先前把电极放在口腔及直肠的电刺激方法是由于电流直接通过心脏而致动物死亡。通过这一启发和摸索以及一系列动物实验成功后，Bini 和 Cerletti 开始正式放置电极在病人的头部，通过电刺激引起抽搐的方法来治疗精神病病人。其中一例接受治疗的 39 岁男性病人，表现有幻觉、妄想、手势语言、木僵交替出现和语词新作等，临床诊断为“精神分裂症”，先后经过 11 次的电抽搐治疗，病人终于获得康复。这例患者的治疗过程几经波折，但这一例电抽搐治疗成功的病例却为现代电抽搐治疗的发展起到了启蒙作用。1938 年，Bini 和 Cerletti 在意大利的杂志上正式发表了他们的研究结果，同年《美国精神病学杂志》也第一次刊登他们的研究论文《电流产生癫痫发作的实验研究》。与以往药物抽搐治疗相比，该方法比较安全、可靠和简便，并于 1940 年由 Lothar Kalinowsky 引进美国。

开始使用电抽搐治疗精神病病人虽然疗效可靠，但临床上产生的副作用亦不容忽视，如心血管副作用、脑损害、自发性癫痫发作、骨折、脱臼和脊椎压缩性骨折，甚至死亡等都是较严重的副作用。其中骨折和脱臼是相对常见的严重并发症，这是电流直接通过整个躯体，出现癫痫样大发作，强直期引起肌肉强有力收缩的缘故。为了减少这些严重副作用，A. E. Beunett（1940）在治疗前肌注箭毒（Curare）以使肌肉松弛，减少骨折，但发现该药在使用过程中毒性较明显，如心脏毒性、呼吸骤停等，故 Arnol 等（1951）和 Holmbery 等（1952）在治疗前改用另一种肌松剂琥珀酰胆碱（Scoline）取代箭毒，但由于注射后病人出现全身松弛产生的窒息感而未推广应用。数年后，Saltman 等（1955）改用在治疗前注射麻醉镇静剂和肌松剂的方法，即先使用起效快、作用时间短的麻醉镇静药物如巴比妥类，静注诱发病人入睡，再静注肌松剂，等肌肉松弛后才开始通电。这种改良的方法可以消除单用肌松剂所产生的窒息感，又可减少因肌肉突然强烈收缩而产生的骨折等并发症。该方法以后被大家逐步接受，它就是改良的电抽搐治疗方法（MECT）的早期阶段。以后又对所使用的药物进行改进，如初期使用的镇静剂巴比妥类后来被硫喷妥钠所取代，后期又用麻醉药得普利麻（Diprivan）取代硫喷妥钠。

电流的种类和电流量大小对取得疗效及减少认知功能的损害亦是重要的问题。在这方面，Abrams 和 Swarty 作出了重要的贡献。以往的刺激电流是正弦波电流，这种电流的电量不易控制，电压恒定是其缺点，这种电流会影响疗效，使病人皮肤灼伤和治疗失败等。改进后所使用的电流是脉冲矩形波电流，其电流是突然上升和下降的，这种刺激电流可避免上述正弦波电流的缺陷，达到刺激引起癫痫发作的疗效作用。另外，对电量的大小及通电的时间亦作了一定控制，这对治疗的成功和脑功能的影响都有重要的作用。

为了减少对意识和记忆的影响，有人对于电极的放置提出了非优势半球单侧电极电痉挛的治疗方法（Thenvn 等，1956），但对于单侧电极与双侧电极治疗的利弊多年来仍存在着争论，且目前国际上仍是采用双侧电极放置的治疗方法。病人在治疗过程中易引起缺氧，为减少缺氧和副作用发生，在电抽搐治疗前给病人适当吸氧是必要的，吸氧一般使用面罩吸氧。

到了 20 世纪 80 年代，对电抽搐治疗技术的改良变得更为现代化，特别是在美国，更关注这方面的改进，为了做到安全有效，在治疗的过程中还配合使用多种监护仪器，如 EEG、ECG 等，有这些仪器的配合使用可以及时了解病人在治疗过程中癫痫样放电的情况，心脏是否有异常，以及肌肉收缩的状况等。现代科学的发展和计算机的普遍使用，提出了检测临床疗效的指标，这些指标包括抽搐能量指数、抽搐后抑制指数和抽搐一致性指数等。另外，为了治疗的安全和防止意外发生以及便于抢救，还对电抽搐治疗的相关设施、急救物品及人员配置等作了一些规范。

总之，尽管电抽搐治疗问世已半个多世纪，并且进行了不断的改良和完善，但对其利弊的争议至今未止，也是由于这些争议，促进了对电抽搐治疗多方面的深入研究，使它在精神科的临床治疗方面发挥了一定的积极作用。目前各国基本采用的治疗方法仍然是 Cerltti 和 Bini 传统的标准法（ECT）和麻醉剂与肌松剂相结合的无抽搐改良方法（MECT）。我们期望，电抽搐治疗技术的发展以及其他一些物理治疗新技术的出现，如经颅磁刺激（rTMs）和迷走神经刺激（VNS）等，将为精神病的治疗提供更多的方法和手段，亦为今后对精神疾病发病的生物学机制研究提供一些线索。

第三节 电抽搐治疗现状

1940 年，德国的精神病学家 Kaninowaky 几经周折把电抽搐治疗方法传到了美国，同年他受雇于纽约州立精神病研究院，并在该研究院与其他同事正式对病人开展电抽搐治疗工作。几个月以后，他的同事 Douglas Golkman 医生发明了非优势单侧电抽搐治疗机，并在美国精神病学年会期间进行了演示（Fink，1987）。由于上述这些精神病学家的努力，加上他们所在的工作单位美国纽约州立精神病研究院的学术威望，所以这项新的治疗方法很快就在美国广泛应用，并成为美国精神病学界关心的热点。在当时来说，由于这项新的治疗技术相对安全、有效和实施简便，因此具有较强的生命力，并得到了扶持和发展。正如 Fink（1979）所指出的，电抽搐治疗带来了精神病学史无前例的乐观治疗前景，在精神病学治疗史上，它的治疗作用是疟疾发热疗法（1917）、睡眠疗法（1932）、胰岛素昏迷疗法（1933）和精神外科治疗（1935）等所不能及的。由于电抽搐治疗的疗效和优点，所以在美国精神病学界临床曾一度受到了重视，使用较多，并不断加以改良，同时亦逐渐传到了欧洲、北美和世界其他国家，对精神病的治疗起到了一定的推进作用。

随着新的精神药物不断出现，尤其是 1958 年在临床开始使用丙咪嗪治疗抑郁症以来，电抽搐治疗的发展受制于精神药物的发展而有所升降，如美国国立精神卫生研究所于 1975 年、1980 年和 1986 年对全国的一项调查分析显示，截至 20 世纪 80 年代末，电抽搐治疗在临床的使用逐步下降（Tompson 等），1986 年接受电抽搐治疗的病人为 36 558 例，比 1975 年的 58 667 例少，但比 1980 年接受治疗的病例数 31 554 例又有所增加。又如美国精神病学协会对 1988—1989 年的调查资料分析发现（Hermann 等，1995），有 102 名精神科医生报告在此前一个月内对 4 398 名病人实施了电抽搐治疗，从这个数据可以推断，估计每年每万人口中约有 4.9 名病人接受电抽搐治疗，比美国精神病学协会 1979 年估计的 4.44 人/万人有所增加，这一年（1995）在美国约有 10 万名病人接受了电抽搐治疗。

尽管电抽搐治疗在临床上已应用几十年，但正如上所述，它在国外的应用情况是起起伏伏的，并出现过减退的现象。著名的精神病学家、《电休克杂志》的创立者 Fink 教授曾对英国（包括英伦三岛）和美国有关改良电抽搐治疗的现状和历史作了较详细的描述和评估（2007）。他在文章里指出，在美国，目前电抽搐治疗的应用不均衡，主要是在医学院及大的专科医院应用，包括一些私立医院，但治疗的病人主要是门诊病人，社区的病人接受治疗者很少，同时由于设备过期和操作规程不规范而出现一些不良的后果。另外，电抽搐治疗操作者所接受的教育和培训有限，没有进行标准的资格认证，缺少操作经验。尽管 1975 年美国精神病学协会已成立一个特别小组和制定相应的治疗指南来支持电抽搐治疗工作，但之后的几次调查结果仍然发现了不少问题，包括对治疗的推广不够、设备陈旧、操作不规范和没有认真进行资格认证等。英国则从 1980 年开始，整整花了 25 年的时间多次对电抽搐治疗进行较全面、系统的调查、审查和相关的整顿。英国皇家精神病学会（RCP）还先后制定电抽搐治疗的指南（1989），建立了电抽搐治疗认证委员会（ECTAS）并制订了相关计划，并且每 3 年一个周期对每一个设有电抽搐治疗的医疗机构进行审查、考核和评估，经过多年的努力才使得这项治疗工作得以不断开展。

电抽搐治疗目前在全世界几乎每个国家都有使用，只不过是使用的广度、频率以及操作指南的制定、教育培训及认证审查的程度不同而已。据不完全统计，每年全世界约有 100 万～200 万病人接受这项治疗，在一定的时间内，想以药物来完全取代这项治疗方法恐怕还是不大可能。

我国开展电抽搐治疗始于 20 世纪 40 年代后期，当时首先开展这项治疗技术的有广州市立精神病院（现广州市精神病医院前身）和华东精神病防治院（现南京脑科医院前身），以后在全国范围内逐渐被推广应用。随着时代的变迁，我国电抽搐治疗的发展也时起时落，甚至受到批评，特别是文化大革命期间把电抽搐治疗说成是对病人的“刑罚”，并受到严厉的批判。文化大革命后，随着针灸和电针治疗的兴起，电抽搐治疗又不断得到应用。由于精神药物的不断涌现，电抽搐治疗则变成继药物治疗失效后的选择治疗方法，这种状况与国外相类似。

我国使用的电抽搐治疗仪最初来自国外，以后国内一些精神病医生及精神卫生机构相继自行研制了一些电抽搐治疗仪，尤其是 20 世纪 70 年代更为多见，并在这个基础上改用电针作为电极，穴位作为电极放置处，通过强刺激引起抽搐而达到治疗的目的。该治疗方法受到美国精神科学会重视，并于 1986 年先后两次在美国的《抽搐治疗杂志》发表了论评，两篇论评对我国的电针抽搐治疗给予很高的评价，认为这种创新对进一步研究电抽搐治疗的机理和改进有重要意义。在电针抽搐治疗方面，四川省绵阳市精神卫生研究所在 20 世纪 80 年代做了大量的研究工作，并处于国内领先地位。而在无抽搐电休克治疗（改良电休克治疗）方面，四川省精神卫生中心在临床、科研、基层单位相关人员的培训及推广该治疗方法方面均做了不少工作，起到一定的促进和推动作用。

中国最早建立的广州市精神病医院于 1948 年便开始了电抽搐治疗，并于 1998 年从美国引进第一台电抽搐治疗仪，同年正式成立改良性电抽搐治疗技术指导小组，并制定了 MECT 治疗室的工作制度和各类人员的职责及 MECT 操作规程，对所有上岗人员均进行严格的培训和考核，其中有两名医生还到美国接受 MECT 培训，获得了资格证书。2001 年，该技术指导小组起草了《广东省精神科电抽搐治疗规范》（试行），编写了广东省改良性电抽搐治疗培训教材。自改良性电抽搐治疗开展以来，该治疗室已有 3 万多人次接受了治疗，有 60 多名国内精神科医生在此进修和接受培训，其治疗室的设备及技术方面在国内具有一定的代表性，是国内仅有的几家 MECT 培训中心之一。

第二章　电抽搐治疗的原理和作用机制

第一节　电抽搐治疗的原理

一、波形、波宽、频率与电流

（一）波形

目前国内外使用的ECT治疗仪品种繁多，实际上不外乎两大类：一是传统的ECT治疗仪，提供的是正弦波电刺激；二是现代脉冲式ECT治疗仪，提供的是脉冲矩形波电刺激。

正弦波电刺激是一种持续增强与减弱的电流，每秒改变120次方向。每个周期由一个正向波和一个负向波组成，其频率为每秒60次，相应的波宽是8.3ms。由于这种电压恒定的交流电在商业电线上即可获得，因此被首先用于ECT上。短暂脉冲式的矩形波电刺激则完全不同，它陡然上升，陡然下降，并在1ms内释放能量。由于电流在电刺激的最高点消失，短暂脉冲式的矩形波电刺激与正弦波电刺激比较，电荷仅为小部分，并具有相同的治疗效果。在单位电荷或能量下，一个简短的脉冲刺激比一个正弦波刺激更易诱导发作。这点区别可能是正常状态时的3倍。

正弦波电流是以逐渐上升和下降到顶点的方式提供电量，其中大部分电量低于神经元去极化所需的最小电量。而短暂脉冲式的矩形波电刺激则以突然上升和下降的方式提供刺激电量，其电量均大于神经元去极化所需的最小电量，比正弦波电刺激更为有效。正弦波电刺激多余的电量不但不能增加疗效，反而对患者的认知功能和脑电图产生不良影响。与短暂脉冲式ECT相比，正弦波ECT使定向力恢复更慢，并引起更严重的记忆缺损。相反，使用短暂脉冲式电刺激治疗时，认知缺损的副作用较小。正弦波电刺激引起的脑电图异常发生率高于短暂脉冲式电刺激（见下图）。

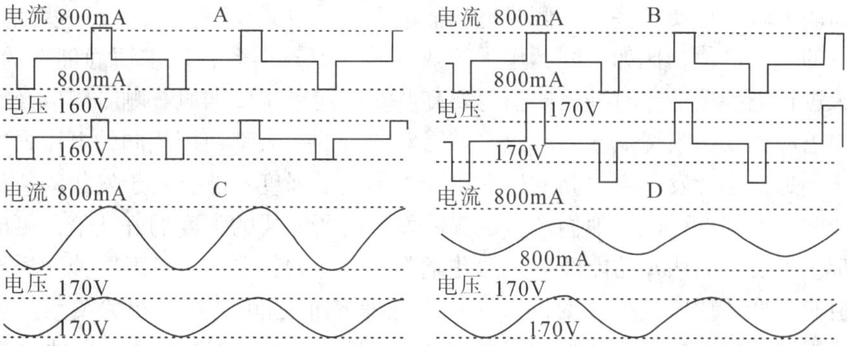

正弦波电刺激与短暂脉冲式电刺激

（二）波宽

正弦波与短暂脉冲式电刺激之间最重要的区别可能是波宽，60Hz 的正弦波波宽是 8.3ms，大约为 0.5～1.0ms 的 10 倍，波宽大于 1.0ms 的治疗效果更差，且增加患者认知的副作用和风险与效益比。因此，为了治疗的有效性，尤其对于老年患者，有必要在生理范围内的波宽下提供最大刺激，以减少 ECT 带来的风险。

（三）频率

由于神经元的去极化和复极需要 6ms 左右，所以脉冲波间隔时间是 ECT 有效性的一个重要指标。频率在 83.3Hz 的电刺激则与神经元去极化和复极所需时间（6ms）相冲撞，它提供的电刺激有一半落在神经元的不应期。因此，波宽为 0.5～1.0ms 时所提供的效能最大，即治疗仪设计的脉冲波频率应在 83.3Hz 以下效能最佳。频率在 90Hz 以上诱导发作的成功率最低。

（四）恒压和恒流

正弦波对患者的另一个不利之处是其电压恒定，使刺激电量随电阻的变化而变化，当患者阻值过低（如两个电极过于接近或皮肤潮湿）时，电流相对过大，容易灼伤皮肤。当患者（如老年人）电阻过高时，可降低刺激能量与电量，使刺激电量难以控制，从而使不发作或发作不良的机会增加。

二、刺激强度

（一）刺激阈值

确定 ECT 治疗刺激的电量时要考虑几方面的因素，因为诱导每个病人发作的刺激阈值明显不同。抽搐阈值的确定是一个较复杂的问题，抽搐阈值会随着年龄的增加而增加；而随着一个疗程中治疗次数的增加，阈值也要逐渐增加；另外，男性的抽搐阈值较女性要高些，双侧式电抽搐治疗较单侧式要高些。还有一些因素会影响患者的抽搐阈值，比如夜间运用了长效性苯二氮䓬类药物以求镇静催眠的患者，第二天进行电抽搐治疗时抽搐阈值也要高些。而运用了戊四氮、咖啡因以及茶碱的患者抽搐阈值要适当降低些。因此，如果对所有的病人都使用相同的电流强度来诱导发作，那么会让发作阈值高的患者接受到的刺激强度不够；对于发作阈值低的病人，如此高的强度可能是他们产生足够的发作时所需要的强度的好几倍，可能会给病人带来不必要的认知功能障碍。对儿童和青少年尤其要注意，通常他们诱导发作的阈值非常低。抽搐过程（时间长短）与抽搐阈值之间呈高度相关关系。年龄越大，疗程中治疗次数越多，则抽搐过程（时间）越短。过度充氧与主动给氧或予以30%浓度给氧相比较，前者将延长抽搐过程（时间）约20%～30%，但对心脏并无不良影响。

另外，刺激的强度会影响疗效和认知功能障碍。不管电极如何安放，刚好阈上的刺激比高强度刺激的临床反应要慢。在右侧ECT中，刚好超过阈值的刺激疗效比较差。然而，高强度的刺激可能会引起更严重的短期认知功能障碍。

一般来说，使用双侧ECT的病人应该接受适量超阈值的刺激，大约超过发作阈值的50%～150%（阈值的0.5～2.5倍）。单侧ECT的功效所要求的超阈值量远远大于双侧ECT的超阈值量。使用右侧ECT治疗的患者应该接受中量到大量的超阈值刺激量，即超过发作阈值的150%～500%（阈值的2.5～6倍）。

（二）刺激强度的选择

有三种方法可以用来确定刺激的强度。

第一种方法是滴定法。许多操作者使用实验滴定法，因为这种方法可检测出刺激剂量超过发作阈值的程度。由于根据病人或治疗因素的基础来预测个体阈值发作范围的正确率是有限的，因此实验滴定法是确定发作阈值最精确的方法。通常在第一次治疗时进行滴定测试。初始剂量的选择是仅仅少数患者可以引起充分发作的刺激量。一旦输送的刺激只能使病人处于亚惊厥状态，不能维持肌肉运动或脑电图没有显示发作时，只有重新给予病人刺激并且增大刺激的强度。对于延迟性发作，重复刺激的间隔时间大概需要20s，用刚好阈上的刺激就可以产生发作，并且可以纠正前面亚惊厥状态引起的副反应。发作阈值的分布就是大多数病人通过第二次或第三次刺激就能产生充分的发作。每个研究室都应该制定标准，规定在一次治疗中所允许重复刺激的最多次数；普遍禁止第四次或第五次的重复刺激。

滴定法的最后一步是大量增加刺激的强度。诱导发作失败可能会导致混淆状态延长，没有治疗效果。亚惊厥状态或者诱导发作失败后重复刺激的详细描述见第七章第二节。每次治疗中刺激的参数和刺激的量都应该记录并存入档案。

实验滴定法过程中需要额外使用麻醉剂的情况很少见。尽管亚惊厥刺激会延长患者的无意识状态，但是如果观察病人的行为发现肌肉松弛剂的药效减弱（如本能的运动和呼吸），还是应该再给病人半剂量的肌肉松弛剂。一些麻醉师认为，如果再给病人第二个剂量的肌肉松弛剂，应该提前给病人一些抗胆碱能类药物，因为亚惊厥刺激会刺激迷走神经，引起副交感神经兴奋，导致心搏徐缓，一些操作人员也会在实验滴定法前给病人服用抗胆碱能类药物。如果病人治疗前用过β-阻滞剂，那么使用抗胆碱能类药物就尤其重要。有限的证据表明，亚惊厥刺激后增加剂量并继续刺激，与一开始就达到发作剂量的刺激相比，所导致的认知功能障碍的程度差不多。

第二种方法是公式法。部分操作者用公式来确定刺激的剂量，因为有一种或多种因素可以用来预测发作阈值。如电极放置的位置、性别、年龄、麻醉剂量以及使用药物情况等有一些预测值可以用来计算出发作阈值。最简单的推测刺激度的公式是使用病人的年龄，在电抽搐治疗领域中的大多数研究结果还是一致的，都认为抽搐阈值与患者年龄呈显著的正相关。事实上，到目前为止的每一项研究中都发现抽搐阈值的确定因素之一实际上就是患者的年龄。大多数的研究表明抽搐阈值与年龄之间呈中度相关，波动范围在0.33~0.43；部分研究表明两者的关系十分紧密，范围在0.52~0.77。Coffey等（1995）研究发现，在一个电抽搐治疗的疗程中，随着年龄的增加，患者的抽搐阈值也随着提高，但与性别无关，与治疗电极置式无关，与初始抽搐阈值的大小无关。研究人员统计模式中所确定的抽搐阈值是在106名施行单侧式电抽搐治疗的患者中进行的，Colenda和McCall发现年龄统计中最大方差是相等的。

根据年龄来确定刺激电量要使用一个公式，该公式提供一个刺激电量的平均值，大约是抽搐阈值的2.5倍，公式为：

刺激电量值（治疗时电量值）=年龄×5（mC，毫库）

比如说，对于一位50岁的患者来说，初始刺激电量就应当是250mC，这只是一个近似值，可以通过抽搐仪上的患者岁数刻度表来调整刺激电量。

这个定量公式所引出的定量值大约是抽搐阈值的2.5倍。有两篇研究文章予以了证实，其结果是比较准确的。Abrams和Swartz（1985）是以年龄为基础，通过逐渐改变刺激电量值而得到抽搐阈值。Beale等（1994）也是通过逐渐调整刺激电量值的方法确定抽搐阈值的，在所研究的患者中，接受双侧式电抽搐治疗得出的平均抽搐阈值是134.4mC。在一研究组的患者中，这些研究得出的以年龄为基础的平均治疗量值是337.4mC，这一数值就是所确定的抽搐阈值的2.5倍。根据同样的设计研究，Enns和Karvelas（1995）在一组接受双侧式或单侧式电抽搐治疗的患者中，通过逐渐调整刺激电量值的办法得出了一个平均抽搐阈值110.5mC。通过比较，计算出平均治疗刺激电量值是299.8mC，大约是开始测出的抽搐阈值的2.7倍。总的来说，最复杂的公式推测的初始发作阈值的可变性仅仅在40%或更低。如果公式推算有误，可能会导致输送刚好阈上的刺激使右侧ECT治疗无效；或者是刺激显著超阈值，不管是右侧 ECT 还是双侧 ECT 都会增大短期内认知功能障碍。此外，当根据公式得到的值比发作阈值低很多时，这个刺激只能引起亚惊厥状态，操作人员应该用实验滴定法重新计算。但是，由于病人和（或）治疗因素的个体差异，通过公式推算出的刺激剂量需要被证明是合理的。

第三种方法是固定式、高电量刺激法。一些操作者比较喜欢使用这种治疗方法，不需要考虑病人或治疗因素。所用电量范围在 375 ~500mC，这样可以确保患者能获得一个快速、最好的治疗效果，而不需要经过复杂的亚抽搐刺激过程。使用高的固定剂量的刺激能否在右侧 ECT 中出现最大疗效一直是一个有争论的问题。公式算出的剂量比固定的高剂量在实际应用中困难得多。由于发作阈值有明显的个体差异，用固定的高剂量，部分病人接受到的刺激强度可能会超过阈值的 10 或 20 倍。这样大的剂量与中等剂量相比，没有任何疗效的增加却可能加重认知功能障碍。相反，极少数初始发作阈值很高的病人，使用的固定高剂量可能才刚好在他们的阈值上。对于有严重并发症的病人要谨慎使用高剂量的固定刺激，避免出现亚惊厥状态。

刺激剂量的确定还应该考虑到在治疗过程中发作阈值会改变，许多病人都会出现大幅度的增长，例如 25% ~200%。由于这个原因，为了维持一个持续的阈上水平的刺激，需要增加刺激量。对于一些临床反应缓慢或不够，以及认知副反应不超过中度的病人，在进一步增加剂量时要多加考虑。对于刺激剂量已能引起足够发作和严重副反应的病人，要减少刺激强度，并考虑将电极切换到右侧安放或延长治疗间隔的时间。使用这种滑奏技术，即从亚惊厥到惊厥状态的过程中逐渐增加刺激的强度，还没有被证明是正确有效的。这种滑奏技术还可以用于 ECT 中的麻醉过程，让病人进入无意识状态的同时防止造成肌肉骨骼的损伤。但是在麻醉中使用这项技术，目前还只处于尝试阶段。

当然，根据最能符合神经元放电和复极化的生理学特点来确定刺激参数，是最近一直在企图寻找理想的治疗方法时所做的努力，但是，就上面所提到的确定刺激电量大小的几个方案中还没有一个能全面地、理想地反映这种状况的方案。

三、结果评价

过去，医生主要通过抽搐发作时间来估计抽搐质量，但总的抽搐发作时间与治疗效果没有关系。最近的研究表明，抽搐能量指数、抽搐一致性指数和抽搐发作后抑制指数与抽搐质量有关。

抽搐能量指数：总的平均波幅 × 抽搐时间。低于 550 的抽搐能量指数提示需要用较高的电量重新刺激。

抽搐一致性指数：100 –（EEG 与 EMG）抽搐时间差/（EEG 与 EMG）抽搐时间和。低于 51% 的一致性指数提示需要用较高的电量重新刺激。

抽搐发作后抑制指数：反映抽搐末 EEG 波幅下降至平台状的速度和程度，抽搐结束 0.5s 后开始计算 3s 内的平均波幅/抽搐过程中平均 3s 峰波幅，低于 80% 的抑制指数提示需要用较高的电量重新刺激。

第二节　电抽搐治疗的作用机制

一、神经心理假设

有自责自罪的患者由于期待受惩罚，把电抽搐作为一种惩罚而接受。有些人认为在抽搐疗法中意识将要丧失之前出现的濒死感觉使患者出现再生的意念。在戊四氮抽搐之前会有极度恐惧的感觉，但电抽搐时一般没有这种感觉。相反地，亚抽搐治疗能引起较多的恐惧和焦虑，但它们对重性精神病（特别是忧郁症）却未见有显著疗效。

二、神经生理假说

早期发现精神分裂症和癫痫患者存在明显的对抗性，即有癫痫发作的患者能很快地从精神症状中缓解，Meduna 也发现癫痫患者的脑神经胶质细胞增加，而精神分裂症患者的脑神经胶质细胞减少，使用樟脑来诱发癫痫可达到治疗精神分裂症的目的。后来人们通过 EEG、PET、SPECT 来研究 ECT，发现 ECT 后，脑电波呈普遍抑制现象，若出现抑制不对称、慢波少则表明疗效不佳，并且脑血流量、脑葡萄糖代谢均呈低下状态。

三、神经生化假说

（一）神经递质方面

了解电抽搐治疗的机制，最好先考虑生物学基础已经比较清楚的疾病，如帕金森病。在这种疾病中，纹状体—黑质通路的多巴胺能神经传递存在明显的紊乱。增强多巴胺功能的药物，或者降低毒蕈碱型胆碱能的药物，均可用于治疗该病的运动症状。因此，估计电抽搐治疗会改变中枢神经系统的多巴胺或胆碱能反应。事实上，动物发生电惊厥后额叶皮质和纹状体的多巴胺浓度会很快升高，而对静息多巴胺浓度有不同的影响。电惊厥后，多巴胺自身受体的敏感性下降，D1 受体激动剂增强了对腺苷酸环化酶的兴奋作用。这些作用提示，电惊厥抽搐后多巴胺传递功能增强。电惊厥对D1受体结合率的影响不一，在纹状体内没有变化，在黑质内有所增加。有证据表明，电惊厥可以降低中枢神经系统一些区域的胆碱能功能，但是并非总是能够发现这个结果。总之，电惊厥的这些作用提示，电抽搐治疗在人体中具有抗帕金森作用，其机制似乎是如此。

经过一段时间治疗，电抽搐治疗具有抗惊厥作用，提高癫痫发作阈值，减少癫痫发作的持续时间。关于中枢神经系统内癫痫发作与细胞的关系，现在已经进行了相当多的工作，在这一领域也有可能了解电抽搐治疗的作用。抗惊厥药基本上有两种作用，即增强抑制或减少兴奋。在哺乳类动物中枢神经系统中，GABA是主要的快速抑制性递质，经GABA A受体增强GABA能神经传递的药物（如巴比妥类、苯二氮䓬类和氯瑞唑）具有抗惊厥作用，因此估计电惊厥会改变这个系统。一些证据显示，电惊厥以后，中枢神经系统某些区域的GABA水平升高，提示紧张性抑制可能会增强。还有证据表明，电惊厥可以引起GABA B受体（氯苯氨丁酸敏感性受体）增加。这些位点介导某些突触的突触前和突触后抑制。目前还不清楚电休克是否始终可以引起GABA A受体改变。令人感兴趣的是，电惊厥使内源性阿片系统发生变化，这种改变可能具有抗惊厥作用。一些证据显示，在动物中电惊厥的抗惊厥作用可以被广谱阿片受体拮抗剂纳洛酮阻断。电惊厥还使某些阿片受体上调，如D－丙氨酸－D－亮氨酸－脑啡肽（DADLE）受体。第三个可能的抗惊厥机制是释放内源性腺苷。中枢神经系统电活动（包括癫痫）增加会促进细胞外腺苷释放，反过来作用于几种受体，产生抑制。电惊厥以后，新皮层的腺苷A1受体上调，但是纹状体或海马的受体则没有上调，提示局部的抑制增强。咖啡因在临床上用于增加电抽搐治疗时癫痫发作的持续时间，它可拮抗腺苷A1受体，提示可能与癫痫发作的终止有关。但是咖啡因还有其他作用（如抑制磷酸二酯酶，促进细胞内储存钙释放），这些作用也可能增加癫痫发作的持续时间。电惊厥对谷氨酸系统的作用也非常重要，它是快速兴奋性突触传递的主要媒介，但是还没有受到足够的重视。

有些抗抑郁药会引起α_1受体的超敏感性，在动物实验中发现，电惊厥后也会发生类似的作用，ECT还可对肾上腺能系统产生其他作用，如增加去甲肾上腺素的水平，α_1受体的敏感性增加，突触前α_2受体的敏感性降低，还可以提高5－HT递质功能和对5－HT激动剂的敏感性，使大脑皮质5－HT_2受体结合增加，但最后一点可能和长期使用抗抑郁药引起的变化有所不同。

抗抑郁药的另一个作用机制是对谷氨酸神经递质的影响，如降低NMDA受体功能，与ECT的作用相类似。而ECT对NMDA的作用是通过甘氨酸的调节通路而产生。氯胺酮是一种非竞争性NMDA受体拮抗剂，具有很强的抗抑郁作用。目前的研究发现，某些精神障碍包括重性抑郁障碍、双相障碍和精神分裂症的患者都存在大脑结构的改变，实验已提示有些抗抑郁药包括ECT，可使成年啮齿类动物的齿状回密度增加。这种改变与脑源性神经营养因子（BDNF）有关，BDNF 在正常状态下，维持大脑神经元的功能，β－酪氨酸激酶的受体通过 BDNF 而发挥作用，也与细胞内信号传递系统中的腺苷酸环化酶有关。有些动物实验研究发现，抗抑郁治疗可以使神经细胞再生，最终可提高海马的功能。目前这只是一种推测性结论，也是科学家们研究的重要方向。

（二）内分泌激素方面

据报道，ECT 能使促甲状腺素、促肾上腺皮质激素、生长素、催乳素分泌增加，可能为 ECT 的下丘脑效应。

1. 催乳素

可以说，在研究电抽搐治疗中抽搐发作所影响的神经生化改变中，结果比较一致的是对催乳素的研究。其一般在抽搐发作之后立即升高 10～50 倍，达到峰值的时间是在抽搐发作之后大约 10min，恢复到正常水平约为 2h。在对患者进行电抽搐治疗之后催乳素释放量增加的同时，促甲状腺激素也有类似现象，而且两者呈明显相关关系。

电抽搐治疗所诱发的催乳素释放不受纳洛酮的阻断影响，所以它不依赖于鸦片类受体系统的影响，同时它不受酚妥拉明的强化性影响，也不受去甲肾上腺素能因素的影响。克坦色林和利坦色林对其不能阻断，也不受 5－羟色胺－2 受体的中介影响。羟甲丙基甲基麦角酰胺（Methysergide）是一种非选择性的 5－羟色胺受体阻滞剂，同时具有多巴胺能的一些特点，却能降低电抽搐治疗所诱发的催乳素释放水平，提示催乳素释放既是血清素中介的结果，也是急性抗多巴胺能机制的一种继发效应。

Swartz 等（1989）所进行的研究也证实了这种看法，他认为，电抽搐治疗导致催乳素大量释放，而黄体生成素水平却并不随着促卵泡素的释放而增加，这完全是电抽搐治疗过程中对多巴胺能系统的强力急性拮抗作用所致。在电抽搐治疗所诱发的催乳素释放过程中，5－羟色胺能系统起的作用在 Wderlov 等（1992）的研究中得到了支持，该研究证实了电抽搐治疗可加强芬氟拉明所导致的催乳素的释放。这些结果提示了电抽搐治疗能增加中枢 5－羟色胺能性反应，但这种反应并不与电抽搐治疗的疗效相关。Whalley 等（1987）也同样在研究中证实电抽搐治疗可以导致血浆催乳素和肾上腺皮质激素含量的增加，而黄体生成素、促甲状腺激素则没有或只有轻微的变化。这些改变或许反映了 5－羟色胺能性神经元的活动性。

由于垂体催乳素的释放受多巴胺的抑制，所以在许多研究当中也表明了电抽搐治疗所诱导的催乳素释放现象与治疗次数有一定的关系。反复多次进行电抽搐治疗可以增强突触后膜垂体多巴胺受体的敏感性。如果这种效应也发生在脑组织的其他部位，就能很好地解释电抽搐治疗中出现的随意运动的障碍现象。而患了帕金森病的患者一旦接受了电抽搐治疗，或多或少都能在一定程度上减少正在运用的左旋多巴剂量，几乎所有的帕金森病患者采用了电抽搐治疗之后能够获得一定疗效。Balldin 等（1992）所进行的研究发现，电抽搐治疗可以增强阿扑吗啡在抑郁症患者中对血浆催乳素的抑制。但是，对这一现象的再研究，得出的结论难以获得一致，多篇文章的结论也是相互矛盾的。

Linnoila 等（1984）研究发现，电抽搐治疗导致的催乳素释放与血浆中多巴胺代谢产物高香草酸的含量变化无关。他认为这种电抽搐治疗所导致的催乳素释放现象与垂体多巴胺代谢过程是相互独立的。结节漏斗部位的多巴胺代谢成血浆中的高香草酸的途径并不十分重要。另外，Papakos（1986）还发现，电抽搐治疗导致的催乳素释放与促甲状腺素释放激素之间的关系十分密切，提示可能有一常规的催乳素释放机制的途径存在。

到目前为止，大多数的研究人员还未发现电抽搐治疗导致的催乳素释放与临床改善之间存在着某种相关关系。但是 Abrams（1985）在对 12 例抑郁症患者的治疗中却发现患者经过 4 次电抽搐治疗后，平均催乳素增加值与在 6 次治疗之后的临床总体改善情况之间存在着明显的相关关系，同时与治疗结束后的临床改善情况也呈现出某种关联。进一步对资料的分析显示，有 4 例患者的电抽搐治疗初始催乳素反应十分剧烈，但是疗效反应却十分缓慢。随着电抽搐治疗的次数增加，患者的催乳素释放反应则逐渐减弱，这是第四次治疗时检查结果最明显之处。另外，有 12 例患者初始电抽搐治疗疗效反应好，但催乳素的释放在开始时却很轻微，而且在整个电抽搐治疗期间的改变都很轻微。在运动抽搐过程中与电抽搐治疗所导致的催乳素释放之间并未发现存在任何关联。

Lisdnby 等（1997）所进行的一项研究样本数较大，达到了 79 例。研究结果发现，采用双侧式电抽搐治疗比单侧式电抽搐治疗造成的催乳素释放量要明显得多。另外，在治疗的过程中对所运用的刺激电量的大小也进行了比较，但是并未发现电抽搐治疗导致的催乳素释放量与抑郁症的临床改善之间有何联系。有的研究人员认为，与 Abrams（1992）所进行的研究得出电抽搐治疗发挥作用的机制是通过间脑的理论不太相符。但是，大多数的研究人员还是认为那些接受电抽搐治疗的患者中，催乳素释放情况表现突出者，临床疗效也比较好，反之亦然。这至少在一定程度上说明了下丘脑对垂体催乳素释放抑制强度的减弱与临床疗效之间存在着一种关系，实际上这就是一种间脑反应。

血中催乳素的含量也受促甲状腺素释放激素的影响。Coppen 等（1980）报道了 1 组重性抑郁症患者，在静脉注射促甲状腺素释放激素之后，再给予 1 个电抽搐治疗的疗程则可以显著升高催乳素反应的峰值，而且接受了促甲状腺素释放激素的患者其临床改善程度也十分明显。也有类似研究但结果不一致，如 Coppen 所进行的一次研究，32 例抑郁症男性患者在接受了 6 次双侧式或单侧式电抽搐治疗后，大多数患者的病情都获得了改善。在研究的过程中也对患者进行了促甲状腺素释放激素的注射，但是并未发现催乳素释放量有很大的改变。

也有人对电抽搐治疗导致催乳素释放的机理为垂体的生化过程持怀疑的态度。Swartz 就认为电抽搐治疗中导致催乳素释放增加受其他因素的影响较大，很难说是治疗所为。电抽搐治疗影响催乳素释放量主要与治疗技术上的差异有关，而与治疗的本身无关，比如说采用双侧式的电抽搐治疗就比单侧式要明显，高电量刺激比低电量刺激明显。Zis 等（1992）在研究时运用灭吐灵来阻断多巴胺受体的方法，核查电抽搐治疗对催乳素释放量的影响程度。结果发现，在运用了灭吐灵之后再进行的电抽搐治疗并未增加催乳素的释放量。这一研究结果当然又与 Swartz（1991）的研究结果不一致。Zis 等认为电抽搐治疗所导致的催乳素释放现象不仅仅是一种脑外影响，而且是源自下丘脑垂体多巴胺系统的抑制减弱的结果。

另外，在对伴有部分性发作的癫痫患者所进行的深部电极的研究中发现了一种现象，就是在进行颅内刺激或由此诱发了抽搐发作时患者的催乳素释放与之存在着一种特殊的关系。Sperling 和 Wilson（1986）进行的一项对患者的杏仁核、海马及额叶皮层电刺激的研究结果发现，刺激只有在能产生一种高频率局部边缘系统放电时，才能导致血浆催乳素释放量的增加。Sperling（1987）进行的另一项研究，发现血浆催乳素含量的升高总是在复杂部分性发作之后出现，而且都有边缘系统的电发放现象。如果是单纯部分性发作时出现催乳素的释放增加，那也一定要伴随着边缘系统的电发放。所以研究人员认为在部分性发作过程中出现催乳素含量的增加取决于发作后释放效应是否从颞叶中部结构向腹侧正中部位的下丘脑区域扩散。所以电抽搐治疗之后出现上述反应，则与抽搐过程本身无关。另外，发作后血浆催乳素含量在复杂部分性发作后约 15min 达到峰值，约 1h 回到基线水平。

2. 促甲状腺激素、促甲状腺素释放激素

有研究人员在对患者进行电抽搐治疗的过程中发现存在着促甲状腺激素分泌增多的现象。但是也有研究人员在进行了 4 次电抽搐治疗后并未发现催乳素含量与平均促甲状腺激素水平之间存在明显的相关。

对于促甲状腺激素在电抽搐治疗的过程中释放量是增加还是减少或者不变，存在着许多的争议。Scott 等（1989）研究时发现在一系列的电抽搐治疗中，最后一次治疗之后与首次治疗之后进行比较，促甲状腺激素的释放量没有变化，但是减少也不明显。当催乳素释放量在变化时，促甲状腺激素的释放似乎有减少的趋势，这一现象曾有人解释为由于电抽搐治疗增加了突触后膜多巴胺受体的功能所致（Aperia，1985）。Scott 等（1989）研究时利用汉密尔顿抑郁量表评定抗抑郁疗效与电抽搐治疗导致的促甲状腺激素释放之间的关系时，未发现两者之间存在关系，但是发现在电抽搐治疗的过程中总的脑电图峰波活动程度与促甲状腺激素的释放之间存在一定的关系。Tykes 等（1987）所进行的一项研究发现，在电抽搐治疗的过程中，那些促甲状腺激素释放量增加的患者，其抽搐发作的持续时间不少于 30s。由于有人认为促甲状腺激素释放量只与抽搐时间的长短有关，而与 I 临床疗效无关，所以 Scott 等（1989）就提出电抽搐治疗导致的促甲状腺激素释放量增加可能只是抽搐活动性的一种因素而已，还不能由此作为电抽搐治疗时的抗抑郁机制的解释。

对于电抽搐治疗过程中对促甲状腺素释放激素（简称 TRH）的影响，Kirkega 在研究后认为，可以增加促甲状腺素释放激素的应答反应。假如疾病复发，这种关系则相反。但是，Decina 等（1987）在对 23 例抑郁症患者研究时发现，并不存在前面研究人员所发现的促甲状腺激素对促甲状腺素释放激素应答关系的翻转就是疾病复发的标志，而且在进一步的观察中还发现了促甲状腺激素的应答反应并无变化，甚至还有应答反应迟钝的趋势。Whally 等（1982）的研究认为电抽搐治疗还不会引起促甲状腺素释放激素的释放增加。

大多数研究人员的研究结果是电抽搐治疗与促甲状腺素释放激素的释放之间不存在关联。比如，Lykoums 等（1993）在对 42 例单相抑郁症患者的电抽搐治疗研究中就没有发现促甲状腺激素和促甲状腺素释放激素的释放有任何的变化。Hoflnann 等（1994）研究了 20 例患者的电抽搐治疗，结果也是相似的。

综合上述研究结果可知，电抽搐治疗对促甲状腺激素和促甲状腺素释放激素的影响还不确切，还需要仔细研究和观察。

3. 促肾上腺皮质激素释放因子、促肾上腺皮质激素、皮质醇

在 20 世纪 60 年代，就有人观察到有部分抑郁症患者在伴随着抑郁的发作时，血浆可的松含量也有所增加。电抽搐治疗时可以暂时性导致血浆促肾上腺素皮质激素和可的松含量有所增加。随着病情的改善，升高了的可的松含量会逐渐回到基础水平。但是，对于可的松对电抽搐治疗的应答式反应与患者的临床改善之间的这种关系至今还无定论。

Widerlov 等（1989）的研究认为电抽搐治疗不能使促肾上腺皮质激素释放因子释放量增加，但是可以使促肾上腺皮质激素和可的松的血浆含量急剧上升，同时还可以使可的松增加对静脉注射 α_2 受体拮抗剂——甲基安非他命的应答反应。但是，Turner 等（1987）所进行的研究结果却是相反的。

在电抽搐治疗的过程中，可的松在应答外源性促肾上腺皮质激素释放因子以及脑脊液中促肾上腺皮质激素释放因子自身含量的变化时，电抽搐治疗所导致的可的松含量变化却可以随着电抽搐的治疗而有所下降。

有大量的研究是针对抑郁症患者中血浆可的松含量升高时，电抽搐治疗对其影响的情况。在研究当中运用了外源性的地塞米松，观察是否有持续性的影响以及有无确定的结果，比如观察运用地塞米松之后血浆可的松含量的变化情况和是否存在抑制与非抑制状况。其中有 4 篇文章的结果发现，在患者接受了 1 个电抽搐治疗的疗程后就可以显著降低运用了地塞米松后可的松的血浆含量。电抽搐治疗导致血浆中可的松含量降低的研究报道比升高的报道要多得多。Saheba（1990）研究时发现电抽搐治疗前予以 2 倍地塞米松（2mg），治疗之后血浆中可的松的含量有大幅度的下降。但是这一下降却是在 1 个疗程的电抽搐治疗完成之后才出现。事实上，所

有被测试的患者在运用了地塞米松 2mg 后，再予以电抽搐治疗，可的松含量受抑制的现象都会出现。

因为抑郁症患者本身就存在着与某种紧张相关联的机制，所以随着疾病的缓解，体内高皮质醇血症也会随之消失，至于临床上采用何种治疗方法则无关紧要。比如说就可以运用地塞米松对可的松的抑制机理治疗抑郁症，这与电抽搐治疗抑郁症的作用是一致的。另外，仔细地观察就会发现电抽搐治疗抑郁症可以使原先存在于患者中的高皮质醇血症减轻。这其中的原因极有可能是电抽搐治疗非特异性降低了因紧张而导致的可的松的释放量，而使抑郁症得到了缓解。

4. 生长激素

到目前为止，大多数的研究认为电抽搐治疗可以使生长激素的血浆中含量保持不变或略有下降。也有个别的研究结果结论相反。

5. 催产素、血管加压素、神经生理因子

催产素和神经生理因子具有共同的生长和释放过程，因此对血浆中与催产素紧密相关的神经生理因子的浓度进行测定就可以准确反映催产素的释放情况。Walley 等（1982）在研究时发现电抽搐治疗后血浆催产素以及神经生理因子的含量迅速升高，随着电抽搐治疗的次数增加，这种情况逐渐减弱。Scott 等（1986）在研究时发现电抽搐治疗所导致的神经生理因子的释放与抑郁症的I临床改善存在着一定的关系。后来，又在原研究的基础上扩大了研究的范围，结果也证实了上述研究的结论。Scott 等（1990）在一次研究中，对 11 名老年抑郁症患者进行了电抽搐治疗，结果发现患者的血浆中催产素和血管加压素含量都在原来的基础上升高了 10 倍。

电抽搐治疗后，血浆中血管加压素的含量会快速而显著地上升。峰值在治疗后约 5 ~ 10min，回复到基线水平大约 30min。在紧随血管加压素的上升之后，患者的促肾上腺皮质激素和可的松的释放量增加。但是促肾上腺皮质激素释放因子却无此现象。这些研究结果使研究人员认为，血管加压素含量的升高是对电抽搐治疗导致的垂体促肾上腺皮质激素释放的一种反应。

6. 内啡肽

电抽搐治疗可以提高血浆中内啡肽的含量。在治疗之后可以即刻测得内啡肽含量的增加。内源性的鸦片类物质对电抽搐治疗所诱导的抽搐发作具有终末效应，可以降低抽搐阈值。在整个治疗当中，即便是运用了很高剂量的纳洛酮也不容易抑制和改变电抽搐治疗所导致的抽搐发作。

7. 其他激素

Mathe 等（1987）报道，对一组患者麻醉后但未进行电抽搐治疗，血浆中前列腺素 E－2 含量无变化。但是在进行了电抽搐治疗之后，所有患者的血浆中前列腺素 E－2 都有显著的升高，最高者可达到 50%，并且能维持 15 ~ 30min。在整个治疗过程中，这种变化不随治疗的次数而变化。另外，血浆中前列腺素 E－2 的含量变化与 ACTH 以及可的松含量的变化是一致的，呈正相关关系。

第三章　电抽搐治疗的生理学变化

第一节　脑生物电变化

假如一个电刺激能够使有效数量的神经元去极化，那么一个全身的、发作性的、中枢性的抽搐发作便可保证，这一阈值被定义为引起抽搐发作的电量（毫库，mC）。在ECT产生的抽搐早期阶段，阈下刺激仅激活一种脑电“唤醒”反应，即低幅快波，这些是可以明显加以区分的。Weiner（1982）曾取名“癫痫吸收”相，由于重要的阈上刺激的原因，最初8～12Hz的低幅活动迅速被流经大脑的高度同步的10～20Hz的多个尖峰波所取代，且与运动性发作的抽搐相一致。这种规律的释放使抽搐扩展的速度逐步降低，也涉及尖波的特性和痉挛运动相慢波的复杂性，在发作终止前，可使其降慢至1～3Hz，且常被水平的脑电波（EEG）所中断（发作后抑制）。一些早期研究报道，在抑郁症患者当中，ECT产生的脑电慢波化与治疗效果有直接的关系。Roth（1951）用全面测量的方法来评估经1个疗程ECT治疗后的内源性抑郁症患者由静脉使用硫喷妥钠产生的EEG中波活动情况，发现δ波活动出现得越多，3～6个月后复发的可能性就越小。但是，他探明，ECT治疗后头3天由硫喷妥钠引发的δ波活动与治疗结果无关。Fink和Kahn（1957）也用客观的方法测量了一份大样本患者中ECT产生的δ波活动情况，并认为这种δ波活动可用作8周后随访评价临床疗效的指标。他们发现那些EEG慢波化最显著的患者其临床改善的情况也最好。他们还报道了早期慢波化与整体疗效进步的评定有关。也有一些初期研究者认为EEG慢波化与疗效之间不相关。

在随后Fink的实验研究中，计算机衍生的频率和能量特殊分析法得到了应用，以测定ECT后EEG中δ波活动情况。在抑郁症患者中，用汉密尔顿抑郁量表（HAMD）的减分率来判断疗效，结果发现在临床疗效与所测数据之间无相关关系。这种研究与早期的研究比较，其差别在于它应用了计算机分析及多元回归分析程序，在计算EEG慢波化与临床疗效相关性之前已消耗了各种治疗均数的协方差影响。

然而，先前的研究仅仅涉及最初测量整个 EEG 慢波化的问题，我们的资料则提示，由于每侧半球是相对独立的，通过对全脑数据的分析来获取脑电慢波化与临床疗效之间的关系的证据是困难的。在这份研究中，34 名抑郁症患者在接受 6 次右侧单电极或双侧电极 ECT 治疗前后，分别得到了其 HAMD 评分及 EEG 视觉和计算机分析资料，两类资料均是双盲和独立评分。两种 ECT 方法获得了完全相同的临床效果而未发现 EEG 慢波化不对称现象。然而，随后在双侧式 ECT 患者中由于出现了不对称性脑电慢波化而显示出明显的治疗优势。右侧的不对称性与单侧 ECT 及治疗效果差有关；左侧的不对称性与双侧 ECT 及治疗效果较好有关。进一步进行计算机 EEG 分析左、右侧脑电慢波化比率则支持这种关系，并说明这不是年龄、利手、ECT 前 EEG 不对称或药物治疗的影响。

在随后试图证实这一结果的研究中，我们应用了主脉冲刺激和宽颞顶 d'Elia 单侧置放电极以代替正弦波刺激和最初应用的窄的 Lancaster 置放点，然而，这次从 33 例抑郁症男性患者 6 次失败的 ECT 治疗中获得的视觉脑电图资料证实了先前探明的治疗效果与 ECT 在不同大脑侧面产生的脑电慢波化相关。这些结果很可能跟不同的刺激点或波形有关，这与主脉冲刺激较正弦波刺激减轻了神经毒性的结果相一致，且不支持 ECT 产生 EEG 一侧慢波化是 ECT 治疗抑郁症效果集中体现的假说。因而，双侧 ECT 较单侧 ECT 具有一个简单的治疗优点，而并非在产生 EEG 一侧化和治疗效果之间有一个特殊的关系，这也是对我们早期研究结果简明的解释。

Sackeim 等（1996）的研究结果作为一种推论特别有意义，即 ECT 后立刻造成前脑血流减少和临床效果之间具有很强的相关性，因为它既增加了 δ 波的能量又降低了中枢血流量，并反射性地增加了皮层的抑制，将两种研究结合在一起就提供了 ECT 在治疗重型抑郁症中中枢抑制机理的强有力证据。

第二节　心血管系统变化

一、心率

麻醉本身可导致基础心率增加 25%，施行电刺激期间和紧随其后有强烈的迷走神经兴奋，阻止心率升高。假如没有抗胆碱能类药物的预防作用（如阿托品），一种密集但很短暂的窦性心动过缓将可能出现，还有可能出现伴随的窦房结阻滞，如出现平均约 2s 的间隙期心跳停搏，偶尔该间隙期可长达 7s。Decina 等证实足量电刺激而致抽搐引起这种迷走神经性增高。1980年，Wyant和MacDonald报告了在对39例患者总共297次抽搐发作的观察中仅有一例有此现象，因而未能证实ECT期间心动过缓有显著的差别。然而，他们在实施电刺激期间及紧随其后的时间里并未特别注意观察心率，或许这就是心动过缓的最紧要时刻。但令人费解的是，在产生抽搐期间，他们最初的测量兴趣却是去了解最快的心率。

下丘脑中的心率加快中枢、上胸髓后中单侧下行通路、脊旁神经节和节后至心脏的纤维功能的释放，直接导致了交感和迷走神经的兴奋，在最初占优势的效应中，则是伴随出现的一种交感肾上腺素能性的心动过速。随后在抽搐中肾上腺髓质儿茶酚胺的释放也许是后来的发作和发作后保持心率较快的原因，尽管ECT产生的心动过缓最大时相的平均间期明显短于EEG抽搐活动的发作时间的总和。绝大多数研究发现，血浆儿茶酚胺水平在接受ECT的患者中，刺激后的最初1min内比正常值或刺激后5～10min时要高。Klian等又提供了1组结论相反的数据（1985），他们发现在接受治疗的患者中，在2次抽搐中测量的儿茶酚胺水平却是在1次刺激抽搐后9min达到一个高峰，而且在患者其他方面已恢复后仍持续上升，刺激后最初1min内观察到的增加仅是其后记录到的这些内容中很小的一部分。

然而，对于ECT所致的心动过缓而言，血浆儿茶酚胺的适宜水平却是无价值的，这是Liston和Salk（1990）用ECT治疗一位切除了双侧肾上腺而又绝无抑制血流动力影响因素的73岁妇女报告的结果，虽然该患者同时使用了Nifedipine治疗：平均脉压差增加了50%，从基线值13 897到抽搐后的峰值21 069，并且是在抽搐后几分钟才回到基线值。研究人员认为肾上腺髓质的功能完整与否并非ECT升压效应所必需的。

ECT对心率作用的神经—神经递质模式与以下人员所做的独立研究结果相一致：首先是由Larson和Swatz（1984）所发现的在ECT产生心动过缓期间与同时出现的发作性EEG活动之间存在密切关系。最快心率降低处与发作性EEG活动停止时的相关系数为0.75（$p < 0.001$），这一结果与整个ECT发作期内最初神经的变时性是相一致的。其次，Lane等（1989）的研究发现：双侧式电极与单右侧式ECT比较，前者发作后心率较后者要快，其可能的原因是前者更多地刺激了脑干——导致肾上腺髓质内激素的大量释放。

二、血压

在治疗过程中，血压始终与心率平行。在给予阿托品的情况下，最初的迷走神经兴奋期血压迅速下降后又迅速上升，超过正常血压的30%～40%达到峰值。此时收缩压常超过200mmHg。在刺激心脏后前7s内动脉收缩压峰值的结果提示与心率一样，ECT第一时相产生的高血压效应也是神经源性的，最初收缩压升高值较舒张压高。这一点高血压患者较正常血压的患者更为明显。而且，男性比女性明显，虽然ECT过程甲肾上腺素水平的释放较去甲肾上腺素多得多，但去甲肾上腺素的水平却与高血压反应关系更为密切。早期报道ECT的高血压反应与它的认知功能副反应相关，但是随后的ECT血液动力学效应研究却未能加以证实。

三、脉压差

脉压差（RPP）在抽搐发作期间会增加30%～140%，约在ECT治疗后30s达到最大值，这种反应实际上随着β－肾上腺素能受体的阻滞而减弱。当然，RPP和心率以及血压会随着年龄和基础RPP而呈现相反的变化。

四、心输出量

Wells和Davies（1987）用非侵入性生物电阻抗监测了10例患者以判断其心输出量（心室射血容积与心率的积），方法是在ECT引起抽搐后直接复测，结果发现较麻醉前平均增加了81%，且大约在2min后又回到正常。但是，Huang等（1989）在使用同样的方法和同一型号的设备时却发现，在13例接受ECT治疗的患者中，心输出量与体表面积的比值（心脏指数）在发作中及发作后均无改变，研究者运用外周血管阻力的增加假设来解释研究中所得到的结果。

五、心电图影响

心律失常及传导异常在抽搐发作后比发作中更易见到，这被认为不是迷走神经的作用就是交感神经的作用。迷走性心律失常是房性的、结性的或窦房结性的，包括窦性心动过缓、窦房结阻滞、房性早搏、发作性房性心动过速（结性心动过速）、房性扑动、房性纤颤、结性传导阻滞（Ⅰ、Ⅱ和Ⅲ度），以及在窦性心动过缓中出现室性早搏。窦性心动过缓和交感性心律失常在心室的最初表现是室性早搏的出现，继之出现的是二联律、三联律室性心动过速，以及室颤。

在实施ECT治疗后瞬间和其后的一段时间内，心电图记录到的去极化异常包括T波波幅的增高、T波倒置、ST段缺血性或非缺血性下移。上述所记录到的情况都是完全可逆的。Pitts等（1965）曾报告，ECT所致心电图异常的发生率随患者治疗前是否存在心脏病理情况而变化，而且使用硫喷妥钠较异戊巴比妥麻醉后更为明显。虽然这一观点在ECT文献中被反复提到，但是还远未被广泛接受。另外，在Pearlman和Richmond较近期（1990）的研究中也未被证实。

心电图异常基本局限在发作时和紧随发作后的短时间内。密切地监测（包括心电Hoter监测）、ECT治疗后持续监测24h，并无真正持久的心电图改变。即便是患者治疗前就已有心血管疾病，结果仍是一样。后来有些研究人员也强调这种现象的神经源性，并将这种结果归结为电流直接刺激了脑干皮层下结构、丘脑和下丘脑神经核。许多这类现象也同时在那些无心血管疾病史及症状的年轻患者中经常被观测到，所以可以认为这是与 ECT 相伴随发生的正常生理现象，并且没有什么重要的临床意义。

六、心脏酶谱

ECT 治疗后数小时，肌酸磷酸激酶（CPK）和乳酸脱氢酶（LDH）浓度明显升高，但是谷草转氨酶（GOT）并无升高。CPK 广泛存在于骨骼肌、心肌、脑和胃肠道。只有心肌受损后，CPK－肌肉脑同功酶才会升高（在无脑损害时，脑内的 CPK 酶无法透过血脑屏障），LDH 在绝大多数人体组织中都有存在，包括骨骼肌、心肌。LDH－1 和 LDH－2 同功酶被认为是心肌损害时相当特异的酶。在 ECT 治疗后的 96h 内间断多次取血检测均未发现心肌任何一种特殊同功酶的明显升高。

国内杜保国等研究过一组患者 60 例，每例做 8 次改良性电抽搐治疗，30 例前 4 次做双侧治疗，后 4 次做单侧治疗，另 30 例行相反程序，治疗指标由电抽搐治疗机自动测定；治疗前和治疗后分别测定血清 CPK 活性。结果显示单双侧改良性电抽搐治疗对血清 CPK 活性无显著影响。Webb 等采用免疫测定法观察电抽搐治疗前后各时段血清 CPK－BB 水平。分别于电抽搐前及电抽搐后 1h、2h、6h 采取血样。治疗后 6h 之内，电抽搐治疗并未导致明显的 CPK－BB 水平变化。与此相似，入院后第一次电抽搐治疗的患者与其后多次电抽搐治疗的患者相比较，其治疗前所测得的平均血清 CPK 值亦无显著差别。

第四章 电抽搐治疗的适应证和禁忌证

第一节 电抽搐治疗的适应证

一、适用于以下症状

（1）严重抑郁，有强烈自伤、自杀行为或明显自责自罪者。

（2）拒食、违拗和木僵者。

（3）极度兴奋躁动、冲动伤人者。

（4）精神药物治疗无效或对药物不能耐受者。

二、适用于以下精神疾病

（一）抑郁障碍

1. 抑郁症

有关ECT治疗抑郁疾患的效果已有大量的实验研究记载，其中包括了20世纪40年代的开放性临床实验、60年代的ECT/药物治疗比对实验、50年代和近期在英国进行的ECT与其安慰组间的比对实验以及最近进行的关于ECT技术改良方面的研究。

尽管ECT最初是用于对精神分裂病人的治疗，但很快就发现它对精神失常的病人（包括抑郁症和躁狂症）有更好的治疗效果。在20世纪四五十年代，ECT成为精神疾病最主要的治疗手段，其有效率高达80%～90%。Post于1972年指出，在ECT技术推广之前，老年性的抑郁症患者通常会转为慢性或在精神病收容所中死于间发的临床疾病。一些临床研究对使用了不恰当治疗或非生物性治疗的抑郁症患者和进行了ECT的患者的治疗效果进行比对，虽然这些研究没有做前瞻性的评估设计，但绝大多数的研究结果表明 ECT 可降低转为慢性的几率及死亡率。这一研究结果对老年患者尤为重要。在最近的一项对老年抑郁症治疗的回顾性比对研究中，Philibert 等在对接受药物治疗或 ECT 治疗的患者的长期跟踪随访中发现，药物治疗后的死亡率明显高于 ECT。

在三环类抗抑郁药（TCAs）和单胺氧化酶抑制剂（MAOIs）等药物的临床药理评估实验中，会将 ECT 作为一个金标准来判断这些药物对抑郁症患者的疗效如何。有三项此类的随机盲法实验显示 ECT 的疗效超过了 TCAs 和安慰剂组。其他的一些实验研究也表明，ECT 的疗效等同或超过了 TCAs。Janicak 等在 1985 年对此类研究进行了综合性分析，其报告指出 ECT 的疗效要比 TCAs 平均高出 20%，而比 MAOIs 更高出了 45%。但需要注意的是，原有的药物治疗标准已在 10 年前作了修正，而上述的临床实验在用药剂量和周期上很少与现在的标准相符合。另外，这些临床实验也主要是针对在发作中首次接受生物性治疗的抑郁症患者。最近对一些对 TCAs 单项治疗没有效果的病人进行随机分组实验，一组采用 ECT，另一组为 TCAs 与碳酸锂联合用药，两组的疗效基本相同，但药物组的起效速度相对较快。

仅有一项临床实验对 ECT 的疗效与选择性 5-羟色胺再吸收抑制剂（SSRIs）进行了比对研究。Folkerts 等（1997）发现针对药物耐受的抑郁症患者，ECT 的短期治疗效果优于帕罗西汀（Paroxetine）。对于目前新型抗抑郁类药物，比如盐酸安非他酮、米氮平（Mirtazepine）、尼法唑酮（Nefazodone）或文拉法辛（Venlafaxine），尚未开展与 ECT 的疗效进行比对的研究。但是至今为止的临床研究中并未有任何抗抑郁类药物疗效优于 ECT 的报道。对于将 ECT 作为首选治疗方案，或在发作期间采用了不恰当的药物治疗方案引起药物耐受的病人，ECT 治疗的有效率可达 80% ~90%。而对那些接受过一种或多种合理的抗抑郁药物治疗无效的病人，ECT 治疗的有效率降至 50% ~60%。抗抑郁类药物使症状得以全部缓解的时间应在 4~6 周，对于老年病人，时间会更长些的疗程通常为 8 或 9 次，如果按照每周 3 次的治疗程序，那么 ECT 缓解症状的时间要比药物治疗短得多。

有关 ECT 治疗抑郁症的疗效，国内黄友岐等（1950）、于清汉等（1958）、鲍钟成等（1960）分别报道为 75%、76.5%、75%；陆明康（1960）报道 ECT 对抑郁症中焦虑、紧张、消极症状的有效率为 80.5%；鲁龙光等（1981）报道 ECT 对抑郁症的有效率为 89.9%；董琳等（2005）报道 ECT 对抑郁性木僵有效率达 90% ~100%。国外对 ECT 治疗抑郁症的疗效是一致肯定的，Kalinowsky 等综合资料报道的缓解率为 80% ~100%；Hoffet 的资料表明，丙咪嗪对抑郁症的疗效仅为 54.5%，而 ECT 的疗效达 95%；Buchan 等（1992）研究表明，ECT 对抑郁性精神病有特殊疗效；Charles（1979）报道，对抗抑郁剂治疗无效者，再用 ECT 时有 66% ~85.9% 的患者可获得良好的疗效；Janicak（1985）采用 Mata 分析表明，ECT、TCA 和安慰剂对抑郁症的疗效分别为 72%、65% 和 25%；Michael Gelde（2001）指出，ECT 对于严重抑郁障碍是一种快速有效的治疗手段，其最佳适应证是高自杀危险、抑郁性木僵或由于患者不能饮用足够的水分来保证肾脏功能而危及身体健康者，对伴有精神病性症状的抑郁症及抗抑郁药治疗无效者也有明显疗效。

ECT 被认为是整个治疗方案中至关重要的环节，它有可能增大安慰治疗的效果。为此，在 20 世纪 70 年代末和 80 年代，英国的专家进行了一系列有关 ECT 和假性 ECT（仅仅重复进行麻醉手术）随机双盲评估实验。除了一个例外，其他实验都表明 ECT 的治疗效果优于假性 ECT。而在唯一的例外中，Lambourn & Gill（1978）采用了目前被认为是无效的低强度刺激和单右侧电极放置。所有这些 ECT 对假 ECT 的实验证明，ECT 要想在治疗抑郁症时获得最佳效果，必须通过有效的电刺激引出彻底的癫痫发作。经过随机的急性治疗期后，参加实验的病人可免费接受其他形式的急性或持续性治疗，包括 ECT。因此有关症状改善持续时间的研究并未设计在 ECT 和假性 ECT 比对治疗实验中。也有一些研究是针对 ECT 的操作技术参数对重度抑郁症患者疗效的影响，比如电刺激波形、电极放置、电刺激量等。一项重要的实践性观察指出，不论是正弦波或短暂的脉冲刺激，其疗效是相同的，但正弦波刺激更容易导致感知损伤。实践表明，影响 ECT 治疗效果更重要的指标是电极摆放位置以及电刺激量。这些指标对治疗效果起着关键性的作用。这项研究工作同样是以假性 ECT 作对照来完成的，以此判断不同的 ECT 形式、不同的电刺激可否产生彻底的癫痫发作，达到良好的愈后效果。总之，ECT 的技术参数对治疗效果起着重要的影响作用。

不论是单纯重度抑郁还是双相情感障碍，其抑郁症发作时，ECT 是一种有效的抗抑郁手段。尽管如此，还有很多学者尝试去发现在抑郁性疾病中是否有哪些临床亚型或临床症状可以预测 ECT 的疗效。

在 20 世纪 50 和 60 年代，一系列的研究都是针对 ECT 治疗前临床症状及病史对愈后的影响。现在的工作兴趣主要是在病史上。然而早期研究中所强调的忧郁症的特点以及自发性对 ECT 治疗愈后预测的重要性，在近期对重度抑郁症患者的研究中发现，对忧郁以及自发性进行分型并不能对 ECT 疗效的预测起多大的作用。早期的研究认为，ECT 只是对精神病性抑郁的病人有效，而对神经性抑郁无效，但是单纯性抑郁与双相情感障碍对 ECT 愈后的影响也并无关联性，而一些研究证据显示精神运动性迟滞预示愈后良好。

在近期的研究中发现，一些临床表现与 ECT 治疗的愈后相关。大量的研究证实，在精神病性抑郁症和非精神病性抑郁症间，精神病性抑郁症对 ECT 治疗非常敏感。而且发现精神性或妄想性抑郁症采用单项抗抑郁药或抗精神病药物治疗效果并不理想，须采取抗抑郁药和抗精神病药物联合治疗才有效。但经过适当剂量及疗程的联合用药后，再对精神病性抑郁症病人使用 ECT 效果并不理想，多种因素会对此产生影响。很多此类病人无法耐受经过临床药理实验确定的抗精神性疾病的药物剂量。而精神病性抑郁症患者通常症状较为严重，且自杀的倾向性亦会逐渐加重。通过 ECT 快速诱导其发作使症状明显得以改善对此类病人的治疗有着特殊的贡献。

一些研究也发现，接受药物治疗的长期发作的病人对 ECT 的治疗不很敏感。本节之前提到过，病人的治疗史可对 ECT 疗效提供有益的判断，若病人接受过一种或多种合适的药物治疗但并无起色，那么 ECT 的有效率也会随之下降。大多数的研究显示，病人的年龄与 ECT 的疗效相互关联，老年病人的治疗效果更优于年轻病人。但性别、种族以及社会经济状况等对 ECT 疗效无直接影响。

2. 抑郁综合征

除抑郁症外，其他伴有抑郁症状的精神疾病，如精神分裂症、抑郁型分裂情感性精神病、反应性精神病、器质性精神障碍、精神活性物质所致精神障碍、产后情感性精神病等，在没有明显禁忌证的情况下，ECT 对上述疾病所导致的抑郁综合征有同样良好的效果。因此在治疗这类问题所致的抑郁症状时，特别是当出现严重的自杀企图时，也应将 ECT 作为重要的治疗措施之一，以挽救生命。

精神分裂症紧张型或紧张症是非常有意义的预测信号。紧张症通常发生在严重精神分裂症的病人身上，现在已被 DSM - IV 作为识别重度抑郁症或躁狂症发作的指征，一些严重的临床疾病也有可能引发紧张型精神分裂症。有临床文献提出 ECT 对任何形式的紧张症都是非常有效的治疗手段，即使是恶性的“致死性紧张症”。

有精神分裂症等精神病史的重度抑郁称为继发性抑郁症。非对照性的临床研究提出，继发性抑郁症患者对物理性疗法（包括 ECT）的敏感性低于原发性抑郁症。重度抑郁症患者同时伴有精神分裂症等症状亦会降低采用 ECT 治疗的有效率。但也有一些病症引发的继发性抑郁症对 ECT 的治疗是有效的。例如，ECT 对发作后抑郁症有很好的疗效，重度抑郁症患者并发人格障碍（如边缘人格障碍）时切勿忽视 ECT 的治疗。

神经性抑郁是唯一很少采用 ECT 治疗的临床指标，伴有神经性抑郁的重度抑郁发作被认为是对 ECT 疗效预测不利的因素。但实际上近期有研究表明，双抑郁症即重度抑郁伴有精神抑郁和不伴有神经性抑郁的重度抑郁症在经过 ECT 治疗后残留的病症程度是相同的。

其他的一些病症如精神病、药物耐受以及发作周期等与 ECT 的愈后有统计学相关。这一信息可用于 ECT 治疗的风险/受益评估中。例如，一个慢性的非精神病性的重度抑郁症病人，对多种匹配的临床药物治疗失败后，再接受 ECT 治疗的成功率肯定会低于其他病人。尽管如此，针对此病人由于其他可替换的治疗方法的有效率更低，因此采用 ECT 作为治疗手段是合理的。

（二）躁狂症

ECT 对躁狂症的疗效不及抑郁症，但对控制兴奋及行为障碍疗效良好。因锂盐与抗精神病药物应用方便和易为接受，故 ECT 往往作为治疗躁狂症的二线治疗方案。但当严重躁狂发作而药物治疗见效慢或疗效不佳时，应该首先考虑进行电痉挛治疗。当对躁狂症状用药物控制效果不明显时，ECT 可单用或联用。在躁狂急性期 ECT 疗效不亚于锂盐，恢复期却不提倡施用。ECT 对控制兴奋及行为障碍的疗效肯定且起效迅速，一般 3～5 次即可显效。美国精神科学会的调查表明，接受电痉挛治疗的躁狂症患者，住院天数为 6.5±2.13 周，而单用药物治疗的躁狂症患者住院天数为 15±11.3 周。

躁狂症一旦彻底地发作，患者精力过盛，兴奋过度以及有可能引发的暴行对其周围的人有着潜在的生命威胁。早期的案例分析显示 ECT 能够快速有效地遏制躁狂。一系列的回顾性研究既包括了单纯性 ECT 治疗，也有 ECT 与碳酸锂或氯丙嗪（安定药）等抗躁狂药疗效比对的研究，这些研究的结论是 ECT 对于急性躁狂的有效性等同甚至高于碳酸锂以及氯丙嗪类的抗躁狂药。另有三项前瞻性的有关 ECT 治疗急性躁狂疗效的比对研究，第一项是 ECT 与锂盐类药物的比较，第二项是 ECT 治疗与锂盐及氟哌啶醇联合用药治疗的比对，第三项是病人在接受精神抑制药治疗时同时采用 ECT 及假性 ECT 治疗的比对。尽管每一项研究的病例数不是很多，其结果同样是支持：与药物性治疗相比，ECT 对急性躁狂的短期治疗效果更好。Mukherjee 等在 1994 年的一篇英文综述中报道，589 例急性躁狂的病人中，ECT 对其的根除率或临床有效治愈率高达 80%。但是还未对新出的抗躁狂用药方案与 ECT 进行过比较。黄友岐（1950）报道为 63.7%，于清汉等（1952）为 70%，鲍钟成等（1960）为 83.8%；鲁明康（1980）报道对躁狂症的兴奋躁动、殴人毁物等症状，多在 4～6 次显效，有效率为 88%；鲁龙光等（1981）报道 76 例的治愈率为 87.7%。

相较于锂盐、抗惊厥药和抗精神病药等，一旦病人对合理的药物治疗无反应，ECT 可以作为急性躁狂治疗的备用方案。无论是回顾性的研究还是前瞻性的研究都证实相当数量的药物耐受性躁狂病人受益于 ECT 的治疗。例如，其中的一项研究选取对锂盐或抗精神性药物无效的病人，随机进行 ECT 或加强药物治疗的比对，临床结果显示，ECT 的治疗效果优于锂盐与氟哌啶醇联合用药的效果。尽管如此，对于药物耐受的急性躁狂病人，ECT 治疗的有效率低于重度抑郁病人，同样，大部分药物耐受的急性躁狂病人对 ECT 治疗的敏感度也低于那些将 ECT 作为首选治疗方案的病人。

躁狂症引发的精神病性障碍是采用 ECT 治疗并能快速安全起效的首要指征。另外，对于发作周期短并对药物治疗无反应的躁狂病人，ECT 也是有效的替代疗法。其他的一些临床指征诸如药物耐受等，则很少被作为预测 ECT 疗效的指标。例如一项研究中指出的生气易怒、疑神疑鬼等症状与 ECT 的预后无多少关联。在这一方面，预测 ECT 及锂盐在治疗急性躁狂上的临床指征是基本类似的。

（三）精神分裂症

电抽搐治疗方法首次作为治疗手段是用在精神分裂症的治疗上。随着应用的展开发现它对情感障碍的疗效更好于精神分裂症。抗精神性药物的应用会降低 ECT

对精神分裂症的治疗效果。但是对那些药物治疗无效的精神分裂症病人来说ECT仍然是非常重要的治疗方式。在美国，精神分裂症和其相关病症（分裂情感性精神病）是应用ECT治疗的第二大病症。

早期关于精神分裂症病人ECT疗效的研究多是采用非对照性病例研究、回顾性比对以及ECT与环境疗法或心理治疗的比对研究。但早期的报告中缺乏较统一的诊断标准、操作及愈后判定标准等，而且以当时的标准，情感障碍的病人通常也被诊断为精神分裂症。尽管如此，这些研究报告对ECT的疗效显示，有75%的精神分裂症病人症状根除或得到明显改善。在这些早期的研究中也发现ECT对那些病程较长伴有潜伏性发作的精神分裂症病人效果不明显。研究同时也建议对精神分裂症病人采用较长的ECT疗程更能获得彻底的治疗效果。

ECT不是精神分裂症的一线治疗方案，但对于伴有紧张综合征、严重兴奋躁动、冲动行为、自杀企图、严重拒食、严重的外逃企图者可首选ECT治疗。目前约10%～20%的精神分裂症患者接受ECT治疗（Weiner，1989）。在分裂症急性期ECT合并抗精神病药物治疗，可增强疗效，缩短疗程。对药物治疗无效的分裂症患者，约10%可获疗效，但对于以阴性症状为主要临床相的患者仅5%～10%有所改善。ECT对紧张型精神分裂症疗效最好，偏执型及带有明显情感色彩者次之，慢性者较差，单纯型及青春型效果更差。ECT对于精神分裂症的治愈率，国内黄友岐（1950）报道为60%，以木僵、急性与偏执型疗效最佳，疗程多在15次以上，且发现病程越短，疗效越好，6个月以内者有效率达88%，两年以上者仅为20%；娄焕明等（1950）报道治愈率为47%；于清汉（1953）报道治愈率为42.1%，其中以紧张型疗效最好；鲍钟成（1960）报道治愈率为49.9%，以紧张型疗效最佳，为78%，偏执型、未分化型、青春型次之，分别为57.1%、56.5%及54.2%，单纯型最差，仅为11.4%，病程在6个月以内者为66.8%，而病期在两年以上者为32.4%；陆明康等（1980）报道，上海的有效率为67.4%，苏州的有效率为77.6%，对精神分裂症的兴奋躁动、殴人毁物等症状的控制有效率为75%，对紧张、焦虑、消极症状控制的有效率为79%；孙润珠（2003）报道一例紧张型木僵长达5个多月，体质又十分虚弱的精神分裂症患者，经ECT 4次治疗后木僵开始缓解；姜佐宁及张远慧（1990）报道，对于症状较为复杂的精神分裂症患者采用电痉挛合并抗精神病药物治疗，可以缩短患者的住院时间；Brandon等（1985）对照研究表明，ECT对有明显阳性症状的急性精神分裂症（如妄想和思维障碍）也有效；Kalinowsky报道病期在6个月以内的精神分裂症，缓解率为80%，6个月至一年者为50%，一年以上缓解的不多；Norman指出，住院一年以上者有效率仅为7%；CarSalzman（1980）报道，ECT对急性期精神分裂症近期有效率可达40%～80%，以紧张性木僵或兴奋的疗效最好，其次为伴有抑郁情绪及偏执症状者，病程越短，疗效越好，对病程在两年以上的慢性期患者不宜采用，但偶尔可用于控制行为障碍，可暂时缓解症状，有效率可达8%～50%，但复发率较高。

有几项临床研究采用ECT与假性ECT比对设计来比较ECT对精神分裂症病人的疗效。1980年之前的研究中无法得出ECT疗效好于假性ECT的结论。而在近期的三项临床比对实验中则都证实了ECT的短期疗效远大于假性ECT。与此结论不符的是针对慢性病人和同时服用抗精神性药物的研究。早期研究主要侧重于慢性持续性发作的病人，近期则更多的是针对急性重症病人的研究。近期的研究中都涉及对服用抗精神性药物的病人进行ECT和假性ECT治疗的比对，正如下文所要讨论的。这些研究发现，对精神分裂症来说，采用ECT和抗精神性药物联合治疗的效果远大于其中任何一种单独治疗的效果。

关于单独采用ECT或抗精神性药物治疗效果的比较，已经进行了许多的回顾性研究和前瞻性实验，除了Murrillo & Exner的报道外，抗精神病药物对精神分裂症病人的短期治疗效果等同甚至高于ECT。但从长期疗效观察上讲，ECT要优于药物治疗，可是从事这项研究时还未对持续维持性治疗引起重视，并且未在精神分裂症状缓解后进行对照治疗的研究。尽管如此，ECT在长期治疗效果上的优势仍值得关注。

多种不同的前瞻性的比对实验是针对ECT和抗精神性药物联合治疗的效果与其中任何一种单独治疗效果的比较，其中只有少数采用了随机盲性疗效评估。有三项实验是比对单独ECT治疗效果和ECT/抗精神性药物联合治疗效果，结果显示除联合治疗效果更好的研究外，其他联合治疗与单纯药物治疗的比对实验也都指出联合治疗的效果更佳，甚至在联合用药时降低药物的剂量时也一样。而病人如果在急性发作期就接受了ECT/抗精神性药物的联合治疗，则会降低其以后复发的几率。一项新的研究证实，对于药物耐受的精神分裂病人，急性期接受过联合治疗，如果采用ECT/抗精神性药物作为其持续治疗的手段，治疗效果会更好。种种证据表明，对于精神分裂症或相近的精神病症状，采用ECT和抗精神性药物的联合治疗，其临床效果比单独使用ECT治疗要好许多。

在目前的临床实践中，ECT很少被用作精神分裂症的首选治疗方案，而是更多地用在抗精神性药物治疗失败后，但药物耐受势必会影响ECT的治疗效果。除了Agarwal & Winny（1985）的报道外，仍有一些前瞻性随机盲法实验对药物耐受的精神分裂病人进行抗精神性药物持续治疗和ECT持续性治疗（单独或联合抗精神性药物）的比对研究。在这些报告中，ECT与抗精神性药物联合治疗药物耐受性精神分裂症被认为是安全有效的，ECT不但在与传统抗精神性药物的联合治疗中是安全有效的，在与非常规类的氯氮平镇静药的联合用药中亦是安全有效的。也有医生指出，氯氮平联合ECT治疗时有可能导致症状发作延长或自发产生等副作用，但这种情况极少发生。

早期发表的研究中指出，与ECT疗效预测最有关联的临床指标是精神分裂症发作的持续时间。病人如果是急性发作（如精神病加重）或发作持续时间较短，ECT会有较好的治疗效果，而对那些顽固的很难根除的病人效果不明显。对于安想、幻觉、精神紧张以及病人精神分裂发作前表现出的症状，则对 ECT 疗效的判断关联性不强。通常与 ECT 疗效预测相关的临床指标同样可用于药物治疗效果的预测。尽管 ECT 对难戒除的慢性精神分裂症效果不明显，但最好不要将其排除在治疗方案外，因为可选择的替代疗法有限，且有少数精神分裂病人经 ECT 治疗后症状明显改善。

ECT 也被用于分裂情感性精神病病人的治疗，分裂情感性精神病病人表现出的忧郁及自杀等症状预示着 ECT 会有好的疗效。多数医生相信精神分裂病人表现出的情感失常的症状通常可认为是 ECT 良好愈后的指征，尽管有关这一方面的研究证据不太一致。

（四）其他适应证

ECT 也曾经被成功地运用到治疗其他一些精神疾病中，只是近些年来已很少使用，多半是在其他的治疗方法无效或所患症状对病人构成生命威胁时才被应用。因为缺乏相关方面的比对研究，因此在临床实践中，医生通过自己的临床经验以及病人个体条件的不同作出评估至为重要。

除了上文已讨论过的那些疾病，ECT 对其他类精神疾病的疗效方面的研究较少。ECT 的适应证多数时候与其他病症同时存在，如重度抑郁症患者同时伴有焦虑症，这不会影响到医生选用 ECT 进行治疗。对于Ⅱ型精神分裂症或大多数的Ⅰ型精神分裂症，并未有研究显示 ECT 对其疗效如何，但一些病例报告显示 ECT 对其有一定的疗效，例如一些药物耐受的强迫观念与行为失常的病人经 ECT 治疗后症状明显改善。但并未有对照实验对其疗效及疗效持续时间进行过研究。

（五）器质性精神障碍

一些由躯体疾病引起的情感症状，如妄想症等，采用 ECT 治疗仍可达到好的效果。但 ECT 通常只是在这类病人对各种药物治疗产生耐受或者在一些紧急的情况下才被采用，因为治疗方案首先要针对的是根除原发疾病。有大量的病例显示 ECT 对于酒精性妄想症、苯环己哌啶（PCP 致幻剂）毒性继发的妄想症，以及其他一些临床疾病如伤寒、头部损伤（Kant 等，1995）等引起的精神障碍都有很好的疗效。ECT 对红斑狼疮继发的精神障碍同样有效。继发性紧张症通常也采用 ECT 进行治疗。另外，ECT 也可用于治疗慢性疼痛综合征引发的情绪失常。

有学者报道，ECT 对癫痫性精神障碍有效。王祖承（1981）报道，ECT 治疗 32 例癫痫性精神障碍总有效率为 60%。孙学礼（2001）指出，ECT 主要适用于药物难以控制的伴有幻觉、妄想、行为障碍和抑郁情绪的癫痫，对于癫痫患者采用 ECT 最值得注意的问题是患者在接受治疗后出现强直—阵挛发作的持续状态，因此对癫痫患者施行 ECT 应持慎重的态度。ECT 还可用于抗惊厥的治疗，关于这一点从 1940 后就有报道。Kaliuowsky（1961）认为，人工癫痫对自发性癫痫起保护作用，对于难以治疗的癫痫或对药物治疗无反应的癫痫症，ECT 是较为有效的治疗手段。

事实上许多重度抑郁症患者都有认知缺损。在重度抑郁症患者中存在的严重认知缺损可称为假性痴呆。有时候，这种认知缺损会掩盖其他的情感性症状，当这类病人接受 ECT 治疗时，通常都会痊愈。但必须注意的是，之前就有神经损伤或神经性疾病的（包括痴呆）病人，会增加其因 ECT 治疗引发谵妄的风险，引发或加重现有的健忘症。因此对于非神经性重度抑郁症患者，如在 ECT 治疗前即伴有感知损伤，则预示着会引发健忘症。也就是说，对伴有感知损伤的重度抑郁症患者，ECT 的治疗会彻底改善其感知功能，同时也有引发健忘症的风险。

（六）其他临床疾病

除了治疗抑郁症、躁狂等精神性疾病外，ECT 所产生的生理效应对某些临床疾病也有很好的疗效。一旦这些病人对常用的标准疗法产生耐受，ECT 就会被选作替代疗法。

目前公认的是帕金森病，ECT 除了对精神病治疗有效果外还可改善肌肉运动功能，病人的“开—关”现象也能得到改善。然而，ECT 对帕金森病肌肉运动效果的持续时间不尽相同。初步证据显示，持续性 ECT 治疗可延长症状改善时间，尤其是对标准药物治疗产生耐受的病人。

抗精神病药恶性综合征（NMS）经过 ECT 治疗后症状也会得到改善。但抗精神病药未停止使用前最好先不用 ECT。由于 NMS 症状自身的限制，可选用的治疗其精神病的药物很少，因此 ECT 成为其可同时改善 NMS 症状和自身精神障碍的有效手段。

第二节　电抽搐治疗的禁忌证

一、传统电抽搐治疗的禁忌证

传统电抽搐治疗就是 Cerletti 和 Bini 最初创用的原始方法，即用两个电极直接在患者头部两侧短暂通电而诱发全身抽搐发作。因未在 ECT 前使用任何麻醉药及肌肉松弛剂，全身抽搐发作就成为 ECT 成功的指标，所以说传统电抽搐治疗就是有抽搐的电痉挛治疗。全身抽搐尽管是短暂性和自限性的，但对患者来说抽搐本身就是一种剧烈的负荷，有的患者就因自身生理条件或疾病因素而难以承受此抽搐负荷。以传统电痉挛治疗而言，以下情况作为禁忌证：

（1）急性全身感染性疾病和未痊愈的化脓性疾病。

（2）中枢神经系统疾病：颅脑占位性病变、脑瘤、脑血管疾病、中枢神经系统炎症和外伤。其中脑肿瘤和脑动脉瘤尤其应该注意，因为当抽搐发作时，颅内压突然增加，易引起脑出血、脑组织损伤或脑疝。

（3）心血管疾病，如冠心病、心肌梗死、高血压、主动脉瘤、严重心律紊乱及心功能不全者。

（4）呼吸系统疾病，如急性鼻喉部疾病、哮喘、急性支气管炎、肺气肿和严重的肺结核等。

（5）严重的消化系统疾病，如严重的消化道溃疡。

（6）严重的肝、肾疾病。

（7）骨关节疾病，如骨质疏松、新近或未愈的骨关节疾病。

（8）严重眼病，如严重的青光眼或先兆性视网膜剥离。

（9）内分泌疾病，如甲状腺功能亢进和重症糖尿病。

（10）恶病质或明显营养不良者。

（11）正在服用对循环和呼吸有抑制作用的药物，如利血平等。

（12）苯二氮䓬类药物（尤其是氯硝西泮）及抗癫痫药物能提高痉挛发作阈值，锂盐与ECT合用可增加对大脑的毒性，ECT治疗前均应考虑撤除。

（13）12岁以下儿童，60岁以上老人及孕妇。

二、改良性电抽搐治疗的相对禁忌证

改良性电抽搐治疗是对传统电痉挛疗法的改进，即在电痉挛治疗前加用麻醉药及肌肉松弛剂，使整个治疗过程中几乎无抽搐发生，患者无须承受抽搐负荷。故改良电抽搐治疗无绝对禁忌证。尽管如此，有的疾病可增加治疗的危险性（即相对禁忌证），必须高度注意。其相对禁忌证包括：

（1）颅脑占位性病变及其他增加颅内压的病变。

（2）最近的颅内出血。

（3）心脏功能不稳定的心脏病。

（4）视网膜剥离。

（5）嗜铬细胞瘤。

（6）出血或不稳定的动脉瘤畸形。

（7）导致麻醉危险的疾病（如严重的呼吸系统、肝肾疾病和胆碱酯酶缺陷症）。

（8）正在使用利血平、碳酸锂治疗者。

（9）抗胆碱药、某些抗生素，如卡那霉素、奎尼丁、苯乙肼等有抗胆碱酯酶作用，影响琥珀酰胆碱水解而延长半衰期，均应撤除。

第五章　电抽搐治疗的风险与控制

第一节　概　述

ECT 自创用以来，历经半个多世纪，至今仍为一种经典的、行之有效和安全便捷的治疗方法，尤其对严重抑郁症和紧张型精神分裂症有显著疗效。但由于传统的 ECT 副作用多，治疗范围狭窄，在国外早已被淘汰，被无抽搐电休克治疗（MECT）取而代之。改良性电抽搐治疗副作用明显减少，极大限度地减轻或避免了骨折和关节脱位，减少了治疗者的痛苦。传统电休克治疗中的部分禁忌证可改为相对禁忌证，故适应证有所扩大。

几十年来，大量的统计报告表明，ECT 的死亡率大概是每 10 万次治疗有 4 个死亡，与一个外科小手术的死亡率相近或者和正常分娩的死亡率相近。近年来尽管接受 ECT 治疗的病人中，年老的和伴有其他躯体疾病的占了很大一部分，但是死亡率仍呈逐年下降的趋势。因此，目前 ECT 合理的死亡率应该是每一万个病人死亡一个或者每 8 万次治疗死亡一个。但是病人病情严重时死亡率有可能会升高。采用 ECT 治疗的死亡率明显低于使用药物治疗。经过长期的跟踪研究，有证据表明，在住院的抑郁病人中，采用 ECT 治疗的死亡率要比接受其他治疗或没有经过任何治疗的病人低得多。

在 ECT 的医疗风险评估中，比较重要的系统包括心血管系统、中枢神经系统以及呼吸系统。ECT 主要的临床并发症和死亡率都和心脏有关。目前 ECT 没有绝对的临床禁忌证，但对每一个治疗的病例，必须进行风险/受益评估。其包括：①精神疾病的严重程度、发病时间的长短及治疗方面的考虑；②ECT 治愈的可能性；③ECT 治疗的临床风险度；④选择治疗或放弃治疗的风险/受益比较。经过以上各项评估后，即可选择是否对该病人进行 ECT 治疗。一般来说，电抽搐治疗是安全的，但下面一些情况会增加治疗的风险，现在我们就这些方面进行风险评估。

第二节　合并躯体疾病的电抽搐治疗

一、神经系统疾病

（一）颅内占位性病变

通常情况下，颅内占位性病变（如脑肿瘤或血肿等）与 ECT 的风险有密切关系。目前的研究提示，细小的或慢性占位性颅脑病变，如果没有颅内压的增高，对 ECT 风险性的影响较小。颅内压增高或脑血管脆性增加的患者采用 ECT 治疗时，由于颅腔相对固定，脑脊液和血液不可能被压缩，ECT 治疗时颅内血流量增高和血脑屏障渗透性增加，会诱发脑疝，甚至死亡。尽管我们可用药物（例如使用有效的抗高血压药、类固醇、利尿剂等）来降低这一风险，但必要时还是应考虑停用 ECT 治疗。在以往的一些文献中，有些个案报道仅靠医生的临床观察就认为脑组织受损与进行的 ECT 治疗有关，这些结论显然缺乏客观依据。Savitsky 和 Karliner（1953）报道了 1 例潜隐性恶性胶质瘤的患者在接受 ECT 治疗之后，出现了木僵、视乳头水肿和轻偏瘫。Shapiro 和 Goldberg（1957）报道了 6 例在 ECT 治疗之前未被诊断脑肿瘤的患者在 ECT 治疗之后病情急剧恶化。Gassel（1960）报道了 3 例潜隐性脑膜瘤患者和 Paulson（1967）报道了 3 例未被诊断为脑转移瘤以及小脑瘤的患者在接受了 ECT 治疗之后出现了同样的结果。这些都证实了"脑肿瘤是 ECT 治疗时的绝对禁忌证"这一旧观点。这些病案报道是必不可少的，因为这些文章毕竟能为评估脑肿瘤患者在接受 ECT 治疗时的风险和效益提供主要的资料来源。

Maltbie 等（1980）研究了文献中的 28 例病案报道，再加上他自己所在医院的 7 份病历，共 35 例资料。结果其中仅有 34% 的患者经过 ECT 治疗之后精神症状有所改善，而高达 74% 的患者神经系统方面的症状恶化，风险是效益的 2 倍。只有 21% 的患者在精神症状得到改善的同时又无神经系统症状学方面的明显变化。有 8 例于治疗后 1 个月内死亡，其中 4 例死于治疗后 1 周之内。所有的这 8 例都有 ECT 治疗时引起的神经系统严重并发症。因此，Maltbie 认为 ECT 治疗导致的死亡，即使在严重心血管疾病的患者中也是罕见的，而脑肿瘤才是主要的危险因素。但是正如前面所述，这些研究人员采用的是回顾性分析，方法学上有一定的局限性。也有一些研究人员采用了前瞻性的研究方法，对脑肿瘤（多数是脑膜瘤）的患者进行了 ECT 治疗以缓解精神症状，结果相当安全。Mahbie 等（1980）在没有提供有关资料的情况下认为，ECT治疗时的脑血液动力学效应加剧颅内压升高是ECT治疗伴发脑肿瘤的精神障碍患者最危险的因素。但值得注意的是，Dressler和Folk（1975）报道脑脊液压力和动力学正常的患者以及脑膜肿瘤患者在接受ECT治疗时，并未造成颅内压升高。ECT治疗时引起脑肿瘤周围脑组织水肿加剧，可导致颅内压升高，理论上类固醇类药物（特别是地塞米松）能降低ECT治疗时所导致的危险性，但是上面的研究人员研究时涉及的10例患者中只有2例使用了地塞米松。

如果脑肿瘤体积不大，生长又比较缓慢（或钙化）以及颅内压正常，那么施行ECT治疗的危险性就不大。尽管还没有得到前瞻性实验证实，但仍然有必要在ECT治疗的过程当中使用足量的地塞米松来减轻脑肿瘤周围的水肿。例如，颅内压正常的脑肿瘤患者需进行ECT治疗时，可在治疗前几天口服地塞米松40mg/d。脑肿瘤伴发颅内压升高的患者接受ECT治疗时的安全性、前瞻性研究目前还未见报道。总之，如果决定要对伴发脑肿瘤的精神障碍患者施行ECT治疗，必须首先邀请神经外科医生会诊，并在首次治疗前24～48h经非肠道途径给予类固醇类药物，然后改为口服直至疗程结束。

硬膜下血肿同脑肿瘤一样都会增加ECT治疗时的危险性。Paulson（1967）报道了1例47岁激越性抑郁的女性患者，在进行第一次ECT治疗之后就立即失去了反应，并持续昏迷2天。经脑血管造影发现该患者有一较大的硬膜下血肿，摘除之后即刻恢复了记忆。Malek（1990）采用双侧式ECT治疗了1例慢性硬膜下血肿的老年重性抑郁症患者，却未造成任何神经病理学症状方面的恶化。

蛛网膜囊肿也能引起颅内压升高。但Escalona等（1991）报道了1例男性抑郁症患者伴发无症状的颅内蛛网膜囊肿，经单侧ECT治疗后，患者并无不良认知方面的损害，也未出现神经系统体征或症状，治疗前后的磁共振成像也无变化。

（二）脑血管疾病

对于伴有脑血管疾病的病人，病情稳定者可选用ECT治疗，其引起脑梗死或脑出血的几率较小，但对脑肿瘤或近期有过中风的病人就较大。高血压病人采用ECT治疗时，可通过药物及时控制病情，以免引起脑出血。但对于缺血性脑血管疾病通常不会采用强力降压药，以免引起低血压。而无临床症状的经核磁共振成像（MRI）诊断的脑血管疾病不会对ECT治疗造成风险，但基底节神经病变的病人采用ECT治疗容易诱发精神障碍。

Husum等（1983）对1例42岁的重性抑郁症女性患者施行了10次ECT治疗。该患者6个月前接受了经颅切除位于颅内动脉上端和右大脑中动脉出血管束状动脉瘤及附属的肌肉包裹，尽管患者血压正常，但是精神科医生在对其进行ECT治疗时，仍使用了盐酸肼苯哒嗪（扩张小动脉平滑肌）和心得安（用来预防肼苯哒嗪引起的反射性交感活性增加和缓解ECT治疗导致儿茶酚胺释放所产生的影响，并阻断 ECT 治疗时的交感肾上腺素能反应）。经过此处理，治疗时血压升高不显著，其中升高的最大值仅为 10mmHg。同样，Drop 等（1988）治疗了 1 例多发性动脉瘤的抑郁症患者，用噻吗洛尔、硝普钠控制 ECT 治疗时的高血压反应，尽管收缩压升高达 340mmHg，但仍未发生严重的不良反应。

许多潜隐性动脉瘤患者在接受 ECT 治疗时都未产生任何不良反应，即使发生也仅有 1%～2%，更未导致死亡的发生。既往有出血又未经治疗的、伴有出血倾向的动脉瘤患者可能是 ECT 治疗的危险因素，但目前还未见此类文章的报道。

Shaoiro 和 Goldberg（1957）对 6 例脑血管意外（简称 CVA）后 4 周至 2 年伴发严重抑郁状态的患者施行 ECT 治疗。4 例患者的抑郁症状得到了缓解，2 例死亡。缓解的 4 例，其中有 2 例分别为中风后 4 周和 9 周，无神经系统的并发症。死亡的 2 例中，1 例为 55 岁有严重糖尿病，ECT 治疗前发生右侧 CVA，第 6 次 ECT 治疗时意识未能恢复，最终死亡；另 1 例为 48 岁的男性高血压患者，ECT 治疗前 2 年曾发生右侧 CVA，首次 ECT 治疗时就发生了心跳、呼吸停止。

Murray 等（1986）于 1969、1981 年，在马萨诸塞州综合医院治疗的 193 例卒中后抑郁症患者中选出了年龄在 46～86 岁的 14 例接受 ECT 治疗，所有接受治疗的患者卒中病情未进一步发展。其中 12 例抑郁症状明显缓解，未出现新的神经系统体征或原有体征的恶化，而且其中的 4 例卒中不足 1 个月。具有临床意义的是，6 例疗前有认知损害的患者治疗后有 5 例得到了改善。Kwentus 等（1984）报道了 1 例 52 岁有左半球 CVA 史 2 年的抑郁症女性患者，经过 ECT 治疗 9 次，未出现神经系统并发症，抗精神病药物引起的迟发性运动障碍也得到了缓解。随访 6 个月未复发。

Alexopolous 等（1984）做了卒中后距 ECT 治疗最短间隔时间的简要报道：1 例经 CT 证实脑梗死 4 天的患者安全地接受了 ECT 治疗。

Allman 和 Hawton（1987）对 1 例 60 岁患有脑出血史 3 年、血压正常的女性患者静脉注射 β 受体阻滞剂以控制在 ECT 治疗时的血压波动，经 9 次 ECT 治疗后抑郁症状缓解，也无相关并发症出现。DeQuardo 和 Randon（1988）报道了 1 例 48 岁抑郁症男性患者，因心房纤颤继发左顶颞部大片梗死 15 个月，经过 8 次右单侧式 ECT 治疗后抑郁综合征完全缓解，治疗期间一直口服抗凝剂香豆定（Coumadin），ECT 疗程后 2 天检查无任何神经病学和神经心理学的改变。

目前，在有脑卒中史的患者中进行 ECT 治疗后，发生继发的神经系统并发症的，仅见于 Bidder（1971）的 1 例报道。患者为 62 岁女性，有 CVA 史 7 年，精神科医生在不知其 CVA 病史的情况下对她施行多项监护下的 ECT 治疗（MMECT）。第四次治疗时，抽搐状态持续了 28min，患者苏醒后伴发的左侧轻偏瘫于 1 周后部分缓解。事实上，患者自发生无后遗症状的 CVA 以来已分别接受了 6 次和 8 次传统 ECT 治疗，说明 MMECT 加重了该患者的神经系统损害。

一般认为 CVA 患者病情缓解约 3 个月后可施行 ECT 治疗，但 Murray 等

(1986) 认为CVA后1个月即可做ECT治疗，也不会给患者带来任何严重的危险性后果。事实上，癫痫发作所引起的脑血流和氧合增加的作用早已用于狗和猴子的实验性卒中的治疗当中，这些研究是在阻断大脑中动脉1h后造成轻偏瘫的猴子模型上进行的，然后用Pentylenetetrazol增强的双侧式ECT治疗，结果脑内平均PO_2增加了74%并持续约40min。尽管卒中后3个月实验组和非ECT治疗的对照组神经系统功能都得到了恢复，但是研究者认为只有在癫痫发作期间才有增加PO_2的作用，并且需要重复的癫痫发作来保持这种升高的PO_2水平。尽管这一结论并没得到更多的人体对照实验证实，但可以推测，在急性或新近发生的缺血性脑卒中患者中诱发抽搐是安全的。

（三）痴呆

对痴呆病人使用ECT，会加重暂时性认知缺损，但对抑郁症的假性痴呆患者却有很好的疗效。由于双侧式ECT治疗有短暂的但偶尔也是很明显的认知方面的副作用，因此对已有认知损害的患者，无论采用何种电极置式的ECT治疗都应当格外谨慎。在一项双侧式ECT治疗后发生急性器质性脑综合征的研究中，Sammers等(1979) 报道了2例中度痴呆的患者在接受了ECT治疗之后，出现了长时间的意识模糊状态，分别为ECT后45天和65天。Tsuang等（1979）报道了1例70岁女性患者，患正常压力脑积水（WPH）和右脑室一颅静脉分流，经过6次ECT治疗(电极放置不详) 后出现了深度定向力障碍和大小便失禁。实际上她在第一次ECT治疗后就出现了木僵、定向力障碍和偶尔失禁。但是在第四次治疗后已完全恢复。她的认知功能在治疗后3周逐渐恢复，出院时定向力完整。随后的报道结果较为乐观，Demuth和Rand（1980）对1例80岁抑郁症男性患者施行了8次单侧式ECT治疗，抑郁症状得到缓解，意识模糊未见加重。Snow和Wells（1981）用ECT治疗了1例可能的阿尔茨海默病女性患者，原有的器质性损害未见恶化，相反，其大小便失禁却得到了缓解。McAllister和Price（1982）报道了2例伴痴呆的抑郁症患者（1例为NPH，另1例为克—雅氏病），经ECT治疗后症状完全缓解，其认知损害未见加重。其中1例使用单侧式ECT治疗，另1例不详。Perry（1983）报道了1例痴呆男性患者，经过ECT治疗约50次，其缄默、紧张症状缓解，痴呆症状未见加重。Dusovsky等（1985）成功治疗了1例53岁伴痴呆和颅内压增高的抑郁症患者，经过9次ECT治疗（4次单侧式，5次双侧式），其记忆和抑郁症状均得到了显著改善。当然，ECT治疗不是对所有的抑郁症患者都有效。Young等（1985）就报道了1例患有帕金森病和痴呆的抑郁症患者，经过7次单侧式ECT治疗后，抑郁症状未能缓解，但是痴呆症状也未恶化，尽管她的某些帕金森病症状得到了较长时间的改善。

Benbow（1987）报道了5例伴痴呆的抑郁症患者接受ECT治疗，结果2例痊愈，1例改善，2例无效。其中4例经过ECT治疗后出院并返回了社区。Liang等

(1988) 发现，2 例患者老年痴呆所伴发的情感症状和植物神经系统症状经 ECT 治疗后完全缓解，但是认知功能障碍既无改善也无恶化。Price 和 McAllister (1989) 研究了平均年龄为 67 岁共 113 例痴呆患者伴发抑郁的 ECT 治疗资料，结果发现 83% 的病例有效。但是，其中 20% 出现了短暂、可逆的认知或记忆方面的副反应，15% 表现出认知或记忆的改善。总之，皮层下痴呆（如亨廷顿病或帕金森病）伴发的抑郁较皮层痴呆（阿尔茨海默病或匹克病）所伴发的抑郁更容易缓解，但认知功能改善不及皮层痴呆。

Nelson 和 Rosenberg (1991) 回顾性地研究了 4 年间 21 例老年痴呆患者因重症抑郁接受右单侧式 ECT 治疗，虽然短暂地加重了意识模糊，但是这种方法仍然是安全有效的，抗抑郁效果与既往治疗非痴呆老年性抑郁相似。

ECT 治疗痴呆患者所伴发的急性或情感性症状一般都采用右单侧式电极 ECT 治疗方法，运用短脉冲刺激电流。只有在 6 次治疗后症状仍无改善，或病情严重时才考虑使用双侧电极式 ECT 治疗方法。1 周 2 次的治疗可能比 1 周 3 次的治疗能更少发生认知方面功能障碍，并且疗效不差。Price 和 McAllister (1989) 所认为的 ECT 治疗能改善痴呆综合征并不意味着对原发的痴呆综合征有治疗效果。更确切地说，抑郁症的认知缺陷只有痴呆样特征（如抑郁性假性痴呆），它同非痴呆患者一样能被 ECT 治疗所改善。

(四) 精神发育迟滞

Reiel (1972) 在精神发育迟滞患者伴发情感障碍的综述和病例研究中，认为“三环类抗抑郁剂和 ECT 治疗对多数这样的患者有效”。有几篇个案报道支持这种结论，如：Bates 和 Smehzer (1982) 报道了 1 例 25 岁重度精神发育迟滞（IQ：21 ~ 25）的男性患者，表现为自伤、撞头行为、步态蹒跚、手的精细运动控制丧失、巴氏征和上运动神经元损害的其他症状，同时还有失眠、焦虑和体重下降。经过 12 次双侧式 ECT 治疗，行为障碍的各种表现有明显的改善，且无不良反应。Guze 等 (1987) 报道了 1 例 21 岁痉挛性双侧瘫痪和中度精神发育迟滞（IQ：65）的男性患者，其抑郁症状经过 8 次单侧式 ECT 治疗得到了迅速缓解。Keams (1989) 采用 ECT 成功治疗了 1 例抗抑郁药治疗无效的重度精神发育迟滞（IQ：35）的男性患者所伴发的虚无妄想性精神障碍（Cotard 综合征）。Goldstein 和 Jensvold (1989) 报道了被称为奇迹的 1 例病例，患者男性，68 岁，呈中度精神发育迟滞，行睾丸切除术后几年已出现了进行性精神衰退，经过 ECT 治疗后完全恢复，且无不良反应。Warren、Holroyd 和 Folstein (1989) 运用 ECT 治疗了 3 例 21 - 三体综合征（唐氏综合征）的痴呆患者所出现的重症抑郁，取得了非常好的效果。这 3 例患者接受抗抑郁药物治疗都无效，经过 ECT 治疗明显地恢复了正常功能，其中 1 例重返学校，1 例能做些家务，另 1 例用锂盐维持治疗 2 年多未复发。

（五）脑积水

ECT治疗不仅可以缓解患者的抑郁症状，而且还能明显改善因肾髓脊膜突出、脑室胃分流和癫痫造成的长期功能缺陷。Cardno和Simpson（1991）采用ECT安全有效地治疗了1例54岁女性患者的抑郁症状。她患有颅骨的Pagets病继发的脑积水，已做脑室腹腔分流术。分流术能否减轻NPH患者ECT治疗时引起的认知损害，目前尚不清楚。Price和Tucker（1977）认为NPH患者在分流术前接受ECT治疗，抑郁改善的同时常伴有明显的ECT后意识模糊和记忆损害。Tsuang等（1979）和Levy（1987）发现，即使ECT治疗前已经接受分流术的患者仍出现了严重的定向力障碍和大小便失禁。但是，McAllister和Price（1982）的研究发现却与此相反，行分流术后的NPH患者做ECT治疗后，抑郁完全得到了改善，并没出现任何不良反应，与Cardno和Simpson（1991）的研究结果相同。

（六）迟发性运动障碍

有资料证实，ECT治疗能增强突触后多巴胺受体的活性，尤其是那些突发性运动障碍常发生于抗抑郁治疗的帕金森病患者中，因此ECT治疗可能会加重迟发性运动障碍（TD）。但是在目前，认为ECT治疗能缓解或恶化TD的病例报道数各半，这种不一致的结论常使临床医生感到困惑。

Asnis和Leopold（1978）研究发现，4例由神经阻滞剂所导致的TD女性患者，其中3例出现口面部不自主运动，经过ECT治疗后有2例口面部运动障碍好转，另外2例的异常运动加剧。Price和Levin（1978）报道了1例49岁女性患者，其颊、舌的不自主运动于第三次ECT治疗后得到了迅速改善。Chacko和Rort（1983）报道了2例女性患者，年龄为62和63岁，分别在第三和第四次ECT治疗后面颊部、舌的不自主运动明显缓解。随访2年，1例未复发，另外1例于1年后偶尔出现舌的不自主运动。MalekAhmadi和Weddige（1988）运用ECT治疗1例老年抑郁症女性患者的TD症状，结果TD症状随着抑郁的缓解而改善。Gosek和Weller（1988）报道了1例54岁女性患者，经ECT治疗后TD症状明显改善，随访4个月未见复发。然而在仅有的一项ECT治疗TD的前瞻性研究中，Yassa、Hoffman和Canakis（1990）报道了9例患者中只有1例明显缓解。

一种在TD症状群中并不常见的症状，如迟发性肌张力障碍，见于神经阻滞剂治疗、无肌张力障碍家族史或无其他原因的患者，表现为慢性斜颈和其他肌张力障碍。Kwenms等（1984）的资料中，有1例52岁女性患者，表现为严重的肌张力异常的步态或姿势，经过ECT治疗4次完全恢复，随访7个月未见复发。Adityanjee等（1990）报道了1例30岁男性患者，因严重的慢性幻觉性精神病接受ECT治疗11次后，持续约1个月的胸锁乳突肌张力障碍完全缓解。

另外有一些研究，结果却不容乐观。Holcomb等（1983）报道了1例72岁女性患有帕金森病和颊、舌不自主运动，尽管经过 ECT 治疗缓解了她的抑郁状态和帕金森病，但在治疗过程中以及治疗后其 TD 症状明显恶化。Roth、Wukheriee 和 Sackein（1988）用 ECT 治疗 1 例帕金森病和手足徐动症的躁狂症患者，仅口面部运动障碍得到缓解。Liberzon 等（1991）报道了 3 例右单侧式 ECT 治疗后出现短暂运动障碍的抑郁症患者，ECT 治疗对他们的情感性综合征有效，出院时 ECT 治疗所致的运动障碍消失。

（七）多发性硬化症

磁共振成像（MRI）的出现带来了皮质下脑白质病的放射学诊断，其特征是皮质下白质存在信号增强的小区域。据报道，2/3 经 ECT 治疗的老年抑郁症患者有这种表现，但这既不预示是一种不良结果，也不会因 ECT 治疗而恶化。

情感性症状（抑郁或欣快）常见于患有多发性硬化症的患者。有时病情严重时需运用 ECT 治疗。Savitsky 和 Karliner（1951）成功地治疗了 2 例这类伴躁郁发作的患者，其神经系统状况无明显恶化，相反，长期卧床、大小便失禁等症状在治疗后却得到了好转。在随后的研究中，Savitsky 和 Karliner（1953）以及 Karliner（1978）又有几例报道，许多患者的精神症状明显改善，而神经系统症状无变化或改善不大。Savitsky 和 Karliner（1953）引用德国文献上的一个多发性硬化伴紧张症的女性病例，单用未改良的 ECT 治疗后症状明显改善，但出现了双侧锥体束征，右上肢肌无力和反射亢进，持续 3 个月后消失。总之，许多医生在治疗多发性硬化症患者时都发现，其精神症状得到改善而神经系统症状无恶化。但也有例外，1 例 38 岁躁郁症男性患者伴缓解期多发性硬化症，经过 8 次 ECT 治疗，其步态不稳、计算障碍加重，精神状态轻度改善。Coffey 等（1987）在采用 ECT 治疗前后，用 MRI 检查 1 例患多发性硬化症患者的头部，结果其损害的白质无变化。

（八）癫痫症

ECT 的抗抽搐作用已被许多高年资医生所熟悉。研究人员运用 ECT 来治疗伴或不伴有精神症状的癫痫患者。Sackein 等（1983）利用 ECT 治疗来提高抽搐的发作阈值，并且成功治疗了 1 例 19 岁长期患有难治性特发性发作伴全面性发作的患者。Viparelli（1992）用双侧式 ECT 治疗了 1 例 19 岁癫痫大发作的女性患者获得了成功，患者在 12h 内发生部分性发作 46 次，用二苯基海因和安定不能控制发作，在第二次 ECT 治疗后就完全控制了发作，然后服用小剂量卡马西平，血药浓度为 2. 2mg/ml，随访 7 年未见复发。由此看来，ECT 治疗对癫痫的作用是利大于弊，尤其适用于复杂部分性发作的精神病性表现，通常为颞叶癫痫。使用抗抽搐药物治疗的患者接受 ECT 治疗时不宜停药，否则将增加发生癫痫持续状态的危险性。如果认为 ECT 治疗具有抗癫痫药物的效能，就在 ECT 治疗期间停用抗癫痫药物是不恰当的。由于 ECT 具有抗惊厥的作用，因此可用来改善癫痫病人的抽搐症状。但也有病人在ECT治疗时会延长或引发抽搐发作。抗惊厥药物可协同ECT使抽搐发作的阈值增加，降低临床效果。在ECT治疗时，抗惊厥药物的剂量应尽可能降至最低。首次应用抗惊厥药时刺激剂量的选择采用滴定流程效果更理想，并可对病人原有的发作阈值作出正确评估。

（九）帕金森病

ECT对原发性帕金森病（NMS）有很好的短期治疗效果，对持续性治疗或维持性治疗同样有效。有证据显示ECT也可改善其他病因（例如抗精神病药诱发）引起的帕金森病或锥体外系的病症。帕金森病病人经过ECT治疗后，有可能导致认知功能受损，甚至引发精神病性症状，这种情况可通过选择单侧ECT和低治疗频率来避免。ECT可引起多巴胺功能亢进，而致精神病或运动障碍的发生，这些可以通过降低多巴胺能药物的用量来控制。

ECT是治疗精神病常用的方法之一，目前用于治疗NMS的个案不多，其机理也不明确。Davis（1991）回顾了734例NMS的治疗情况，其中48例使用ECT治疗，死亡率为10.3%，而特异性药物治疗组死亡率为9.7%，两者明显优于非特异性药物治疗组（死亡率为21%）；并认为ECT是治疗NMS有效而安全的方法。但也有学者对ECT治疗NMS的效果未肯定，建议在药物治疗NMS无效时才考虑ECT治疗。有NMS病史的病人在使用ECT时也无须对技术参数或麻醉参数作特殊修改。但对伴有广泛肌强直的NMS病人最好使用非去极化肌松药，因为琥珀酰胆碱会引起高钾血症。对NMS病人在ECT治疗期要密切观察代谢系统和心血管系统是否稳定。

（十）其他

ECT治疗技术还被成功地运用于治疗下列病种，患者无并发症发生：患脑瘫的精神病病人、重症肌无力、肌营养不良和弗里德赖希运动失调症。

非去极化的肌松药会增大治疗重症肌无力药物的敏感性，故对于重症肌无力的病人采用ECT治疗时应使用去极化肌松药，且剂量适当降低。其他一些上传性运动神经疾病如四肢瘫痪或肌萎缩性脊髓侧索硬化症也会引起琥珀酰胆碱敏感性的增加。

二、心血管系统疾病

随着科学技术的进步，ECT的监护参数越来越多（如EMG、BP、T、呼吸和血氧饱和度等），安全系数更大。随着ECT在老年病人中应用的增加，降低ECT在治疗心血管疾病中的风险的措施越来越有效，当然ECT在心血管系统病人中的应用也越来越多。

病人在接受电刺激并引起惊厥发作时，心血管系统的反应首先体现在心率和血压上的改变。某些特定的心血管疾病会增大 ECT 治疗的风险，如近期发作的心肌梗死、充血性心衰、重症瓣膜病、严重心律失常、血管动脉瘤等。除此之外，不稳定心绞痛、心肌缺血、未控制的高血压、严重房室传导阻滞、室性心律失常、室上性心律失常等也会增加 ECT 治疗的风险。如果认为病人接受 ECT 治疗会引发严重的心血管方面的并发症，精神科医生有必要请相关科室医生一同对治疗进行评估和会诊，对 ECT 治疗的风险作出评估，商讨治疗方案以降低 ECT 治疗风险，尽量不要作出因此排除 ECT 治疗的决定。在 ECT 治疗中可能出现的风险作为知情同意的一项流程也应告知病人或病人家属，并与其进行讨论，同时也应该让其了解到，如果精神疾病控制不好，引发心血管疾病的风险更大。有数据显示，使用抗精神性药物治疗产生的心血管疾病发病率或死亡率要高于 ECT。

对心血管病人所作的全面的临床评估（包括 ECT 可能引发心血管疾病的临床症状、类型以及严重程度等）对改善治疗、避免副作用的发生有着积极的临床意义。另外，心肺功能的检查在 ECT 治疗前也是必不可少的，心血管病人应当在治疗前进行心电图的检查、胸透以及血清电解质分析。如果有引发或加重心肌缺血的可能性，还应进行心功能的测试（如成像或非成像性应力测试），以评估实际的风险。

不管是哪种心血管疾病的类型和严重度，盲目使用 ECT 是不可取的，任何可能的风险都应在 ECT 治疗前想办法解决，除非有清楚的证据显示目前针对心血管疾病所用的药物可降低 ECT 治疗中的风险。如果在 ECT 治疗前的评估或病人先前的 ECT 治疗反应显示某种心血管药物可降低治疗中的风险，则该药物可用于 ECT 的治疗中。这类药物包括但不局限于交感神经阻滞药、短效硝酸盐类药物、其他类抗高血压药以及抗副交感神经类药物。同时应当避免在 ECT 的治疗中以及治疗后发生医源性的高血压，因此必须了解药物在体内的半衰期，在治疗后的恢复中尽量采取平卧以避免直立性低血压的发生。由于利多卡因有抗惊厥的作用，所以尽量避免在 ECT 治疗时使用，除非是一些非常危险的并发症必须用到利多卡因。

植入性的心脏起搏器可以改善病人的心率及心脏节律，自然在 ECT 的使用中也会起到保护作用。为防止不必要的起搏，医生通常会在使用 ECT 时将起搏器转换到固定模式（使用磁铁）。植入性的除颤器一般对 ECT 的治疗无影响，但最好在 ECT 使用前征询心电生理医生的意见，是否在每次的治疗中避免除颤功能的启动（某些病例中，起搏器的功能会被关掉）。由于 ECT 可以将房颤转换为窦性心律，病人在 ECT 治疗可使用抗凝药物以降低腔壁血栓形成，从而减少栓塞的危险。做过心脏移植手术的病人，如果心功能指标正常，ECT 治疗时则不会引起心脏方面的危险。

三、其他系统疾病

糖尿病病人在做 ECT 治疗时需要调整降糖药物，每一次 ECT 治疗前要计算降糖药的用量，因为血糖过高会影响电抽搐的发作。ECT 疗程中要密切监控血糖的水平，包括在治疗前一小时内可接受的血糖水平。对敏感性胰岛素依赖型糖尿病人，则应在 ECT 治疗前静脉输注葡萄糖液体。如果属于不稳定性高血糖或胰岛素依赖型糖尿病，治疗前务必与内分泌医师进行协商。

甲状腺功能亢进的病人在 ECT 治疗时可引发甲亢危象的危险，症状得到控制并与相关医师协商后方可进行 ECT 治疗，除非有其他禁忌证，否则在 ECT 治疗中还应使用 β 受体阻断剂。但对亚临床型甲状腺功能亢进进行 ECT 治疗时则不存在这样的风险。甲状腺功能低下、甲状旁腺功能低下和假性甲状旁腺功能低下等未有数据显示在 ECT 治疗时存在问题。虽然嗜铬细胞瘤在 ECT 治疗时产生的风险并无多大临床意义，但仍要使用 α 受体阻断剂、β 受体阻断剂、酪氨酸羟化酶阻断剂将风险降至最低。因为 ECT 治疗时可引起一过性肾上腺皮质刺激，所以在每次治疗前，对于阿迪森氏病和其他类固醇依赖性的病人要给予一定量的类固醇激素。而 Cushing 氏病则对 ECT 的治疗没有特别的风险和愈后指征。

不同的代谢类型疾病可增加 ECT 治疗的风险，可酌情调整技术参数。对高钾血症的病人使用琥珀酰胆碱会使血钾一过性增高而增加心脏的毒性。如果治疗前血清钾的浓度降不下来，就要选用去极化的肌松药。去极化的肌松药也适用于遗传性或获得性假性胆碱酯酶缺乏症，以及那些肌细胞膜渗透性功能障碍的病人，如广泛性重症肌强直、大面积急性三度烧伤等。低钾血症则会延长 ECT 治疗后麻痹或呼吸暂停的时间，因此必须在治疗前予以纠正。

低钠血症会引起自发性惊厥发作，必须在 ECT 治疗前予以纠正，尤其是急性重症低钠血症。在采用 ECT 的病人中，脱水也是常见的并发症，并与其他电解质失衡相关联，尤其是高钠或高钾。脱水可以导致抽搐阈值的增高，但这一观点还未得到进一步的证实。电解质的失衡较常发生在肾透析的病人身上，如果可能，尽量将 ECT 安排在透析后的第二天，以便充分地监测和调整电解质的浓度。卟啉症的病人因为对巴比妥酸盐耐受，所以必须换成其他类的麻醉剂。

有慢性肺梗阻的病人在每一次 ECT 治疗前都应接受支气管扩张剂或预充氧呼吸法的治疗。同时应终止或尽可能降低茶碱的使用，以避免抽搐发作时间延长。对于哮喘的病人，应在每次 ECT 的治疗前及治疗后使用支气管扩张药。

在麻醉过程中出现食管逆流是临床中常遇到的问题，会对呼吸造成一定的危险，食管逆流往往出现在胃轻瘫、肥胖病、妊娠尤其是怀孕 3 个月时。H_2 受体拮抗剂如雷尼替丁（150mg）口服药每日两次可降低胃酸度，其他可使用的药还包括胃复安（可促进胃排空）、Cisapride、枸橼酸钠（可中和胃酸）。胃复安尤其适用于胃轻瘫。尽管有效性还不确定，一些麻醉师在麻醉中仍采用环状软骨压迫以减轻逆流带来的危险。因为气管插管术带来的并发症要高于 ECT，因此在 ECT 治疗中，除非特别严重的呼吸障碍，否则不应采纳气管插管术。

在 ECT 治疗中膀胱破裂的情况尽管不常见，但还是要避免尿潴留的发生，以免引起膀胱破裂。在一些较严重的膀胱排空障碍的病例中，ECT 治疗前应采取导管导尿措施。

患有关节及骨骼疾病的病人，包括中度及重度骨质疏松的病人，需要加大肌松剂的剂量。ECT 治疗前，通过询问病史、体检、影像学检查等来界定此类疾病的范围及严重程度。骨骼外伤术后治疗的病人也属于此列。使用 ECT 可通过末梢神经激活剂来更精确地判断肌肉松弛是否达到最大化。由于外伤、手术或其他疾病引起的颅脑损伤必须在 ECT 治疗前得到警示，以避免将刺激电极放置在损伤处及其附近。

ECT 治疗前的评估也应涉及牙科。如果牙齿不稳固或无法承受 ECT 刺激时上颌肌收缩所带来的压力，最好将牙齿拔掉或戴上防护性牙套。措施中也包括在 ECT 治疗时垫入纱布或装上特别针对设计的牙套以保护牙齿。对于可能出现的风险不确定或需要专业技能支持时，应将牙科医师请来协助。口腔中可移动的部件如假牙等，应在 ECT 治疗前取出，除非牙医指出该部件可防止口腔结构损伤。

皮肤病病人会对 ECT 的刺激及电极的接触产生反应。

血栓性静脉炎或其他高凝状态的病人在进行 ECT 治疗时要使用华法林或肝素进行抗凝。对血栓性静脉炎来说，如果血凝实验室指标 INR 介于 1.5～2.5，ECT 中的用药应该是安全的。近期更多的关注是在低分子量的肝素制剂上，如 Enoxaparin，可作为华法林的替代品，而且无须再监控 INR 值。一些医生会在血栓性静脉炎病人的 ECT 治疗中加大肌松药的剂量或采取急性抗高血压措施来最大限度地控制高血压的波动。镰刀型红细胞贫血症病人应禁用束套操作。病人的血小板增多或减少则对 ECT 影响不大。

尽管在电抽搐发作中以及发作后的较短时间内血脑屏障的通透性会一过性增大，但并未有因此导致大脑感染的报道。对于数量不断上升的艾滋病感染人群，接受 ECT 治疗是安全的。对于肿瘤病人，如果肿块是在脑部，或者被侵犯的组织器官因此影响到诱导 ECT 发作的因素，又或者抗肿瘤药对配合 ECT 治疗时的用药有副作用，则需要对 ECT 的技术参数作适当的调整。

ECT 治疗会在多种机制的作用下引起眼内压的增高，从理论上讲这一并发症会在开角性青光眼的病人身上发生，但目前还未有此报道。到目前为止，大多数的医生会对相关病人在 ECT 治疗前进行抗青光眼的治疗。长效抗胆碱酯酶眼药水如奎二胺苯酯、Echothiophate 等会延长琥珀酰胆碱诱发的呼吸暂停时间，因此需要在 ECT 治疗前更换其他药物治疗一段时间。闭角性或狭角性青光眼属于临床急症，会给 ECT 带来很高的风险，但目前尚无相应的临床报告。过去认为急性或进行性视网膜脱落对ECT存在极大的危险，但目前还没有这方面的问题发生。至今眼科医生仍旧建议应当在ECT治疗时固定好头部。对这类病人，医生也会采用药物控制急性高血压的发作。

第三节　老年患者的电抽搐治疗

由于ECT在治疗老年抑郁症及其他老年性精神病时具有特殊的作用，因此老年患者在接受ECT治疗的病人中占有相当大的比例。例如，一份在加利福尼亚所作的调查表明，1977年至1983年间，接受ECT的可能性随病人年龄的增加而增加。在一般成年人中，每1万人中有1.12个人接受ECT治疗，而在65岁及以上的人群中，每1万人中有3.86个人进行过ECT治疗。同样，由国家精神卫生研究所（National Institute of Mental Health，NIMH）指导进行的对全国精神性疾病治疗机构的住院病人的调查指出，61岁及以上的病人组成了接受ECT治疗的最大规模的年龄组。在这次调查中发现，1975年至1980年间，ECT的总体使用相对减少。但在61岁及以上患者中的使用比率并未改变。在NIMH全国性调查的后继工作中，Thompson等观察到在1980至1986年间对ECT的使用稍有增加。医院的类型与患者年龄是使用ECT的重要指征：ECT在私立的普通或精神病院中较在公立医院中更经常地被使用，65岁及以上的个体接受ECT治疗的比率要高于其他年龄组。而在1980至1986年间，ECT使用的总体增加完全归因于其在老年患者中的大量应用。在1986年，估计全国住院病人具有情绪紊乱症状者接受ECT治疗的比率为：65岁及以上组为15.6%，年轻患者组为3.4%。

虽然ECT在老年人中被经常使用，但年龄本身并不影响ECT在重度抑郁或其他精神性疾病中的应用。当然，老年人更可能因诊断指征及其他而影响ECT的选择。已知病人对抗抑郁药的耐受性差及躯体状况差与年龄有关，这一关系在某些类型的心血管病人中尤为明显，这些病人不能使用或只可在一定限度内（这种限制可能因新型抗抑郁药的出现而减少）使用某些药物。至少就与传统的杂环类抗抑郁药有关的发病率与死亡率而言，ECT被认为具有较小的医疗风险，使其更可能在老年人及有特殊医疗要求的病人中使用。还有一种尚未经证明的推测，即由于老年抑郁患者更可能成为治疗抵抗者，因而抗抑郁药的疗效不佳与年龄有关。有证据表明，这种治疗抵抗可能是迟发型重度抑郁中的特殊情况。因为ECT的整体临床应答的可能性与速度要大于抗抑郁药治疗，当病人处于医学或精神的危急状态时也会考虑采用ECT。老年抑郁患者更易出现重度营养不良、拒食、精神病性症状及自杀等症状。

衰老对ECT的短期疗效的影响已经被反复检验。虽然在这一领域中的发现不尽相同，但有约一半的研究指出ECT在老年抑郁患者中的疗效要优于青年患者。的确，大量早期与近期的调查发现，在患者年龄与使用ECT后的临床改善间存在正相关。但也有许多研究仍未发现衰老的影响，有些数据表明老年个体可能对单侧ECT而非双侧ECT的反应减弱，或者老年患者可能需要更长的治疗过程，以得到与青年患者相同的松弛水平。

一般而言，这一领域中的发现表明老年抑郁患者在使用ECT后会取得比青年患者更好的疗效。但这种情况在重度抑郁患者中却不常见。值得注意的是，多数研究工作均是在下述发现之前进行的。这一发现是，当ECT的电刺激强度超过病人的癫痫发作阈值时，会极大影响右侧单边ECT的效果与响应速度，而这种影响与电极放置无关。同时这一发现还表明，年龄最大的患者具有最高的癫痫发作阈值，因为年龄是癫痫发作阈值的一个可靠而适度的预测因子。在多数有关ECT的早期研究中，所有受试患者均接受相同的固定电流剂量，相对于青年患者，在老年患者中的治疗响应可被延迟或减低。这使得有关病人年龄与短期临床疗效间的正相关关系更为引人注目。

病人年龄与ECT疗效间的正相关关系可能反映某些影响ECT医疗安排与效果的临床因素。因为老年患者较青年患者更易出现治疗抵抗、医疗并发症及精神病性抑郁，故对老年人使用ECT通常具有较短的电流触发间期与较少的治疗抵抗。较短的指标触发间期与较少的治疗抵抗是与正性ECT效果相符的预测因子。如药物疗法不同，有证据表明具有妄想症状或精神病性抑郁的患者更易对ECT响应。但老年精神病性抑郁症患者不大可能在接受ECT前得到充分的医学实验检查（结合神经安定药与抗抑郁药）。老年人也可能具有较低的comorbid轴Ⅱ型病理表现（尚未经证实），这可能有助于较高的ECT响应率。

在老年人中使用ECT表现出特定的年龄相关性。癫痫发作阈值可随年龄增加而升高，有效的癫痫发作也可能难以引发。尤其在采用双侧ECT时，一些老年患者的癫痫发作阈值可超过美国国内现有ECT仪的最大输出量。当癫痫发作阈值升高时，医生应考虑减少或取消镇静剂/催眠剂或其他抗惊厥药（包括苯二氮䓬类）的用量，用其他抗心律失常药代替预防性利多卡因的使用，减少巴比妥酸盐麻醉剂量，确保充足的通气量。另外，由于老年人的代谢发生改变，所有在ECT中使用的药物剂量可能均需减少。

近来，咖啡因静脉内预注射被用来在短时癫痫发作期间增强ECT的作用。虽然使用咖啡因预处理可延长所唤起的癫痫发作时间，却并不表示可降低癫痫发作阈值。由于癫痫发作间期本身与ECT的效果无关，有关使用咖啡因或其他相应药品可增强ECT作用的理论是值得怀疑的。此外，在少数病例中，ECT的咖啡因增强作用还与心血管及其他副作用有关。

在ECT治疗过程中及治疗之后，老年患者持续意识混乱与严重记忆缺失的风险更大。多种回顾性研究指出，病人的年龄与医疗状况是在ECT过程中发生持续性意识混乱的预测因子。老年患者与那些有特殊医疗要求的病人，其意识混乱时间延长的风险最大。Zervas等发现，相对于青年患者，老年抑郁病人在ECT疗程结束后马上会出现更严重的顺行性与逆行性遗忘，一些这样的症状可在其后一个月的随访中持续存在。但在这项研究中，受调查患者的最大年龄只有65岁。Sogin等人考察了在ECT疗程结束后马上及2个月后，病人原本存在的认知缺陷与对自身信息的逆行性遗忘程度间的关系。在一个重度抑郁病例（无神经性疾病表现）中，根据修正的简易智力状态检查（MMSE）得到的ECT前基线得分，可预测在两个时间点的逆行性遗忘程度。在ECT前基线中具有完全性认知缺陷的病人在ECT后表现出最强的逆行性遗忘。在此项研究中，癫痫发作后定向障碍时间与MMSE基线得分均可特别预测长期逆行性遗忘。在2个月的随访期中，ECT前基线中具有完全性认知缺陷的病人在MMSE记分中表现出最大的进步，这表明在ECT后，遗忘的严重程度与完全认知状态的改进间没有相关性。

老年患者，尤其是那些已经存在认知缺陷的患者，应在动态基础上对其认知状态的变化进行仔细评估。电极放置、刺激强度及治疗频率（如每周2次而非3次）均应进行修正，以减少对认知的不利影响。

第四节　围生期患者的电抽搐治疗

一、妊娠期患者

最近的研究资料支持在整个妊娠期内都可将ECT的使用作为一种风险低、效果好的特殊疾病处理方法。此外，美国精神病协会实行的有关重性抑郁与双相障碍的指导原则中也赞同ECT的安全性与有效性，并建议将ECT作为妊娠期上述疾病的主要治疗方式。严重的产后抑郁或躁狂状态，伴有或不伴有精神性障碍，也对ECT治疗有反应。

在妊娠的头3个月，当患者需接受药物治疗时应考虑致畸风险。已证明苯二氮䓬类、抗精神病类、锂及其他情绪稳定剂均有致畸风险。三环抗抑郁药与选择性5-羟色胺重摄取抑制剂现尚未见有特殊致畸风险。

在妊娠后期，尤其是临产期，所有主要的精神类药物的长期应用据报道均有新生儿毒性。例如，抗精神病药物被证实与新生儿震颤、坐立不安、运动异常及高张力有关，苯二氮䓬类据报道可引起张力减退、呼吸暂停及损害温度调节功能。长期使用抗抑郁药与新生儿抗胆碱能药症状及停药症状（包括胆小、易激惹、惊厥）有关。在妊娠后3个月中使用锂可引起早产、羊水过多、新生儿甲低或锂中毒。

从致畸性与新生儿毒性的角度而言，ECT被认为是相对安全的方法。在妊娠患者中可使用ECT，因麻醉药给胎儿带来的风险可能会小于精神性药物。琥珀酰胆碱具有相对低的胎盘转运率，对胎儿的影响不大。在合作性围产期计划中，26名在妊娠头3个月中接受琥珀酰胆碱用药的妇女均未见胎儿异常。美索比妥与硫喷妥钠的致畸性尚未得到全面研究，尽管合作性围产期计划中的数据未表明有任何畸形的增加。同样，在ECT过程中短期接触这些药物应该不会有问题，因为在常规治疗剂量下，致畸性与接触时间关系密切。巴比妥酸盐的胎盘转移确实存在，但在ECT中使用的少量美索比妥对妊娠后3个月的胎儿不具有毒性。但在知情同意书中应包括有关潜在新生儿毒性及致畸性的论述。应当特别注意的是，缺少有效治疗会对患者与胎儿的健康与幸福产生不良影响。

在使用ECT之前，应先咨询产科医生，以明确病人与胎儿的风险及处理办法。尤其应注意评价自发流产、早产、胎盘早剥与胎盘子宫功能不全的风险因子。为最大量地给胎儿供氧，病人在ECT过程中应处于良好的氧合状态。但应避免通气过度，因为这样会使胎盘血流减少从而降低胎儿的氧合作用，也会使氧难以从血红蛋白上分离。在受孕20周后，应在患者右髋下方垫一楔形物，使子宫远离主动脉及腔静脉。每次治疗前，建议用不含糖的溶液进行静脉补水。

由于胃反流的风险及误吸的可能性增加，建议妊娠妇女预服非颗粒性制酸剂，如柠檬酸钠。使用胃动力增强剂或组胺-2阻断剂也可降低误吸风险。在可使用的药物中，西咪替丁、雷尼替丁与metoclopromide在妊娠妇女中应用最广，未见明确的致畸作用及胎儿毒性。受孕24周后，尤其是临产期，一些医生会考虑在每次ECT治疗时进行插管。但误吸的风险应与反复插管的风险相衡量，在妊娠患者中，两者均较大。抗胆碱能药可降低食管下端括约肌张力，从而加大未插管病人的误吸风险。如妊娠患者需用抗胆碱能药，通常首选甘罗溴铵，因其胎盘转运率较阿托品低。

对于妊娠患者ECT后出现的头痛与肌肉酸痛，可选用对乙酰氨基酚。在妊娠的后3个月不应使用阿司匹林与非甾体类抗生素，因为它们可能改变母亲与胎儿的凝血功能，并引起胎儿动脉导管缩窄与早闭。Metoclopramide、丙氨拉嗪、氯苯甲嗪可用来治疗恶心。

当孕龄超过14周时，在每次治疗前后均应进行胎心监测。在临产前及对高危病人需进行额外监测，以便及时发现胎儿窘迫。24周后或胎心异常时，一些专家建议每次治疗前后均用宫缩计（30~60min的胎心记录条）进行非应激实验。欲对妊娠妇女使用ECT的医疗机构应具备处理产科及新生儿急诊的相应设备及人力。

二、产褥期患者

哺乳对母亲和婴儿同样有利，已成为婴儿肠道喂养的常见方式。通常，在指征性或持续/维持 ECT 过程中不必停止哺乳。但在知情同意书中应讨论 ECT 及精神性药物治疗对哺乳婴儿的潜在影响。

事实上所有已知的精神类药物都在一定程度上均可进入乳汁。目前在哺乳期接受精神药物治疗时，有关婴儿的安全性的文献甚少。但对母亲的治疗剂量，哺乳婴儿血清中三环抗抑郁药的水平通常很低或无法测出。人们对其他抗抑郁药、抗精神病药及苯二氮䓬类的婴儿血清水平所知不多，但美国儿科学会已将这些药物列入“当哺乳妇女长期使用应引起特别注意”类。就情绪稳定剂而言，丙戊酸可在哺乳期使用，而锂剂应避免。

相反，在 ECT 中使用的麻醉剂对哺乳婴儿的风险很少。婴儿与琥珀酰胆碱的接触量很少，经胃肠道吸收的量也很低。如美索比妥，婴儿从乳汁中接触的剂量尚不足母亲剂量的 1%。乳汁中出现的低量阿托品通常对婴儿是安全的，但有些婴儿可能对抗胆碱能药的毒性作用敏感。

在 ECT 过程中使用的其他药物也可能进入乳汁中。因此，对于这类药物的使用指导及它们对哺乳婴儿的潜在影响应在用药前进行评价。对于组胺－2 受体拮抗剂，建议在哺乳期使用西咪替丁，虽然更新的制剂可能更少进入乳汁。在哺乳期可使用抗高血压药，包括 β－肾上腺素受体拮抗剂（普萘洛尔、拉贝洛尔、美托洛尔和阿替洛尔）、血管紧张素转化酶抑制剂（卡托普利、依托普利）、外周血管扩张剂（硫酸肼苯哒嗪）。对乙酰氨基酚、可待因或非甾体类抗生素，可用于处理 ECT 后的头痛与肌肉酸痛。禁用阿司匹林，因其与儿童 Reye’s 综合征有关。通常，如母亲在 ECT 治疗后延迟几小时再哺乳，乳汁中药物对婴儿的影响会减少。另一个方法是在 ECT 治疗前用瓶子收集并贮存乳汁，在 ECT 治疗后 24h 内用其喂食。

第五节　儿童与青少年患者的电抽搐治疗

有关在儿童与青少年中使用 ECT 治疗的研究少有发表。ECT 在这类病人中很少使用是因为儿童与青少年的情感障碍常被忽略，而且儿童及青少年精神科医生缺乏在这类人群中使用 ECT 的相关知识，甚至担心诱发的癫痫发作会给发育中的神经系统带来后遗症。ECT 在儿童与青少年中的一线使用极为少见。虽然使用率低，但有证据表明儿童与青少年情感障碍对 ECT 的反应很可能是令人满意的。

每个医疗机构均应有在未成年人中使用 ECT 的指南，应在知情同意书中注明这些内容。ECT 治疗应得到在治疗儿童精神性疾病方面富有经验的主任医生的同意。主任医生只能在与病人或病人家属及其他旁系亲属面谈后，经检查临床记录并与病人的主管医生讨论病情后才能发表他们的观点。许可过程应包括对 ECT 风险与益处的讨论，儿童的父母或监护人应在场。

由于儿童的癫痫发作阈值明显低于成年人，必须慎重调整刺激剂量。在这一年龄段中，建议采用从低剂量开始设定进行的经验剂量递加法。此外，由于儿童和青少年抽搐发作时间延长的可能性增加，治疗小组应随时准备采用恰当的医疗手段中止抽搐发作。

第六章　电抽搐治疗的不良反应与处理

一般来说，电抽搐治疗的不良反应是可以预先判断和预防的，如患者有心脏病史、肺部疾患、脑损伤病史或者其他一些医学疾病，进行麻醉和 ECT 治疗的危险性就可能会增加很多。因此，在 ECT 治疗前，首先要控制患者基础疾病的病情，使之达到一个理想的治疗状态，或者对 ECT 治疗的程序进行修正，从而减少治疗时不良反应的发生或减轻其严重程度。在 ECT 治疗前，具体主管的精神科医生需要对患者的既往病史有全面的了解，再通过专家会诊及一些必要的实验室检查，或者对患者服用的药物进行调整来减少治疗过程中不良反应的发生。尽管已经作了详细的治疗前评估，但仍会有我们预料不到的不良反应发生。因此掌握 ECT 常见的不良反应及处理原则对开展 ECT 治疗非常重要，以下从常见不良反应和并发症两个层面来进行论述。

第一节　一般不良反应与处理原则

应用 ECT 治疗的过程中可能出现的不良反应有意识障碍、头痛、肌肉疼痛、恶心、骨折，及牙齿松动、脱落、牙龈出血、唇舌咬伤，还有主观性认知不良反应等。

一、意识障碍

一般情况下从发作开始到意识恢复需要 5 ~ 15 分钟不等，抽搐发作后昏迷状态约持续几秒到几分钟，假如抽搐发作结束后仍有意识障碍，即可视为 ECT 所致的意识障碍。目前通常把 ECT 后出现的意识障碍纳入定向障碍的范畴，表现类型有精神错乱状态或意识模糊状态，通常持续时间为几分钟到 30 分钟不等。这种状态包括了思维、感觉、行为障碍，也包括了记忆障碍、理解障碍、自动症及时间、地点和人物的定向障碍。

二、头痛

头痛是ECT治疗最常见的不良反应之一，在ECT治疗后的最初几个小时内是很普遍的，大约45%的患者都会在治疗中或治疗后恢复期出现该症状。大多数患者的头痛症状都是很轻微的，少数严重的头痛有可能伴有恶心、呕吐等症状。典型的ECT后头痛是位于脑袋前部的搏动性头痛。

常见的原因有：抑郁患者本身容易产生头痛，同时受服用药物的影响或者是停药反应造成的头痛，以及对头痛评判的标准不同等。ECT后头痛在年轻的患者中表现得尤为严重，特别是在儿童和青少年中。现在还不明确患者以前有头痛史（偏头痛等）是否会增加ECT后头痛发作的风险，但可以明确的是，ECT会加重患者以前的头痛症状。ECT后头痛和刺激电极位置的放置（双前太阳穴位置）、刺激的剂量，以及对ECT的治疗反应都有一定的关系。ECT后搏动性头痛的特征表明它可能是一种血管性的头痛，ECT可能临时改变了患者头痛的性质，由肌肉收缩性头痛变为了血管性头痛；另外，ECT可能改变了5－HT_2受体的敏感性，该受体的敏感性被认为和血管性头痛有关；其他有可能的机制还包括，电刺激诱导了临时性的肌肉痉挛（治疗时致颞肌痉挛），或者电刺激增加了大脑的血压和血流量，也有可能是在ECT治疗中控制血压的硝酸盐导致了ECT后头痛。

ECT后头痛的处置原则是对症治疗。Swartz认为采用热疗和按摩可以有效缓解头痛。也有人认为在头痛刚开始时及时给予阿司匹林、对乙酰氨基酚或非甾体类抗生素（NSAIDs）等药物，能够收到很好的疗效。或者皮下给予6mg的Sumatriptan、Seroronin 5－HTlD受体拮抗剂，也可口服25～100mg，都有较好的疗效。有些患者可能还需给予强力的镇痛剂（可待因等），尽管这有导致恶心、降低患者呼吸功能、延缓患者的恢复等不良反应。绝大多数患者在安静和黑暗的环境中休息也会有助于头痛的恢复。

三、肌肉疼痛

一些患者在ECT治疗后还会出现肌肉疼痛，尤其是在首次治疗后最常出现，在以后的治疗中出现的频率并不高。肌肉疼痛主要是由于服用了去极化的肌松剂后强烈的肌肉自发性收缩造成，可以用非去极化的肌松剂来缓解患者的这一症状。此外，如果肌肉疼痛是由于肌肉过度痉挛所造成的，可以通过增加肌松剂的剂量来缓解疼痛。还可以采用对症治疗，常用的镇痛药有阿司匹林、对乙酰氨基酚或NSAIDs。

ECT治疗时直接刺激翼状肌、咀嚼肌和颞肌，导致这些肌肉中的神经去极化，这种去极化所产生的钳型电位并不能被肌松剂所减弱。在稳定的压力作用下，确保牙齿围绕防咬装置紧紧合拢，可以最大限度地减少疼痛。也可以通过服用阿司匹林、对乙酰氨基酚或 NSAIDs 缓解疼痛。

四、恶心

ECT 后发生恶心的概率从 1% 到 23% 不等，但由于经常伴随头痛发生，因此很难准确说明恶心发生的概率。恶心经常继发于头痛，这样的患者可以通过镇静剂来缓解，尤其对血管性头痛疗效好。恶心也可能是由于麻醉剂的不良反应而单独出现，这是由于该类药物的突然停药而造成的，也可能还有一些其他的机制导致恶心。当恶心伴随头痛出现时，首先需缓解头痛症状，方法如上所述。ECT 后出现的其他恶心症状，通过服用多巴胺阻滞剂可得到较好的控制，该类药物有吩噻嗪类衍生物（氯丙嗪等）、丁酸苯类（氟哌啶醇）、苯甲酸胺、胃复安等。如果恶心很严重并伴有呕吐，最好使用非肠胃给药或使用栓剂。当然，以上药物可能会伴随一些不良反应，如低血压、肌肉运动方面的不良反应和降低癫痫发作阈值等。如果上述药物对患者不起作用，或者不良反应太大而不能使用，也可以用 Serotonin 5 - HT_3 受体拮抗剂来治疗。这些药物应该在 ECT 治疗前几分钟静脉内给药，剂量是 4mg 或者 12.5mg。常规情况下很少使用 Serotonin 5 - HT_3 受体拮抗剂，主要由于该类药价格昂贵且疗效也并不比传统止吐药好多少。如果恶心是由于某种特定的麻醉剂造成的，可考虑更换麻醉剂来缓解恶心症状。

五、骨折

骨折一般很少见，抽搐发作时由于突然剧烈的肌肉收缩可引起骨折，一般常见的好发部位为脊椎，以胸椎 4 ~ 8 节最常见，其次为腰椎和颈椎，长骨以下肢的股骨和上肢的肱骨多见。主要影响因素为：电量过大造成抽搐强烈，尤其是全身肌肉收缩猛烈；年轻人肌肉结实，抽搐时会产生强烈的牵拉；老年人骨质疏松；基本保护措施不妥。预防措施：保护人员由左右两人分别操作，重点保护肩、肘、髋、膝关节以及四肢长骨，力度适当，仅仅对肢体的抽动给予缓冲，不能过度限制患者抽动；对老年人一般采用无抽搐 ECT。

六、牙齿松动、脱落，牙龈出血，唇舌咬伤

牙齿松动、脱落，牙龈出血，唇舌咬伤多为抽搐剧烈而保护措施不当所致，要求保护者熟悉保护的基本要领。

七、主观性认知不良反应

ECT可导致广泛的认知不良反应，但不一定出现，可能引起的原因有：电流对颞叶的直接损害；抽搐本身引起的脑组织缺氧和中枢神经介质的损害；治疗过程中使用了阿托品、硫喷妥纳。认知不良反应有以下四个主要特征：

（1）每次治疗后会有一个短暂的方向缺失期，并伴有注意力、实践能力和记忆的损害。

（2）优化ECT治疗参数，可以减少患者短期认知不良反应的发生，并能够减轻长期认知不良反应的严重程度。

（3）ECT后发生认知不良反应的范围和严重程度个体差异很大。

（4）ECT会使患者认知特性发生重大改变。在ECT治疗过程中，注意力方面的缺陷有可能会加重，这些认知损害也可能随着患者症状的改善逐步消失。患者在瞬间记忆方面的缺陷，可能没有什么改变，或者会在治疗停止后几天内得到改善。

第二节　电抽搐治疗的并发症及处理原则

ECT治疗过程中的临床并发症主要发生在心血管系统、中枢神经系统、呼吸系统。一般地，主要的临床并发症和死亡率与心脏功能有关。患者的心脏疾病、呼吸系统疾病的类型和严重程度直接影响并发症的出现。

一、血管并发症

目前ECT治疗合理的死亡率为每一万个患者中死亡一个或者每8万次治疗中死亡一个，主要出现在癫痫发作后和治疗后恢复期这两个时段。死因中以心血管并发症占首位，包括心肌梗死和循环衰竭。尽管治疗在短时间内会增加大脑的血流量，使颅内压增加，但是很少有脑血管并发症发生。由于在治疗后恢复期心律失常发生的比率很高，因此在治疗中和治疗后，要通过心电图仪全程监护，直到患者的生命体征（脉搏、收缩和舒张压）完全稳定后，才可以让患者离开恢复区。有心脏病史的患者治疗后发生心血管并发症的危险性会更大。实际上，有心脏病史的患者在治疗时基本上都会有不同程度的心血管并发症发生。

如果在治疗中患者突然出现皮肤苍白、血压下降、脉搏细速，应迅速注射中枢兴奋药和强心药，如肾上腺素、尼可刹米等；并应仔细寻找导致并发症的因素，给予及时处理，必要时酌情停用 ECT 治疗。

二、神经系统并发症

（一）失语、失用、失认

在 ECT 治疗后可出现一过性的神经系统功能障碍，例如失语、失用以及失认。有医生对患者施行双侧式 ECT 治疗后立即出现的这些情况予以了报道，但是，并未进行过系统的研究。曾经有学者报道在单左侧式 ECT 治疗之后出现杂乱性失语。也有学者报道 ECT 后出现言语困难。但上述情况均可在治疗后的 30min 内消失。直至 1978 年 Kriss 等对此进行了系统性研究，在对患者进行了 62 次单左侧或单右侧式 ECT 治疗之前及治疗之后，立即进行神经系统检查。其中涉及 29 例右利手患者。结果发现电刺激治疗的对侧出现肌肉系统的高强度阵挛，形成了不对称性现象。这种抽搐的发生是在广泛性的、双侧性的抽搐过后，意识恢复之前。刺激侧的上肢反射一般首先恢复，约占 80%。上述现象恢复到正常状态一般需要 15min 左右。运动、视觉以及触觉障碍在刺激的对侧有时也会出现。所有接受左侧式 ECT 治疗的患者在治疗后都会立即出现一过性的言语困难，如部分患者出现命名性失语。另外，接受单左侧式 ECT 治疗的患者相比单右侧式 ECT 治疗的患者，睁眼反应的恢复时间较长，这就支持了优势半球在意识的维持和表现方面起着重要作用的观点。单右侧式 ECT 治疗之后会出现显著的疾病失认现象，甚至在意识完全清楚、能良好合作以后的患者中还可能会存在一段时间。也有学者提出，这些现象可以认为是 ECT 治疗过程中出现的正常反应而不是并发症。

（二）急性谵妄

约 10% 的患者在 ECT 治疗后立即出现急性意识障碍或发展成一种自限性的谵妄状态。一些患者治疗后谵妄只在一次或两次治疗的时候发生，且不复发，而另一些患者可能每次治疗时都出现该症状。ECT 治疗所致急性谵妄可有以下临床表现：①不宁、激越；②定向障碍；③意识模糊；④反复出现刻板动作；⑤理解力受损；⑥不能应答指令；⑦继发阶段性记忆障碍。

在麻醉过程、ECT 治疗时的电刺激以及抽搐本身均有可能产生以上种种症状。其中，头昏、不宁患者可伴有低语、说话不连贯、摸索床上用品、擦和抓扯自己的皮肤、大声呻吟、拍打四周，以及试图爬离治疗床。对患者进行躯体上的约束以求预防这些行为，后果只能弄得更糟。可取的方法之一是派专人守护，只要患者的行为不构成自伤或对他人的伤害，适当顺其自然地保护即可。对这种谵妄状态无须特殊治疗，大多数的患者约 5 ~ 45min 便可自行恢复，在恢复期患者有健忘症状。但如果患者出现严重的谵妄，就可能需要支持治疗或药物治疗。

（三）ECT 诱发的急性（随意）运动障碍

在 ECT 治疗期间出现的急性（随意）运动障碍有几种表现形式，最常见的一种表现形式为在发作之后出现不自主的咀嚼和咂唇运动，这种现象经常被精神科医生在施行 ECT 治疗时发现。目前认为这种急性（随意）运动障碍是由于 ECT 治疗诱发的多巴胺受体突触后膜敏感性增强所导致。

（四）急性脑器质性综合征

ECT 后出现的急性脑器质性损害的表现，主要以情感欣快或迟钝综合征、偏执综合征、幻觉综合征多见，通常在治疗后一周内逐渐消失。

三、呼吸系统并发症

（一）阻塞性呼吸困难

阻塞性呼吸困难即患者自主呼吸已经恢复，但由于喉痉挛，舌根后坠，分泌物或异物阻塞呼吸道所引起的呼吸困难。预防措施：喉痉挛的发生与抽搐发作后植物神经亢进有关，一般在治疗前应用阿托品可预防。出现阻塞性呼吸困难可以应用阿托品静脉注射予以缓解。舌根后坠通常是抽搐发作后咽部肌群麻痹松弛所致，简单的应对方法是：轻者适当提高下颌角让头部过伸即可缓解；重者可用开口器张开口腔，用舌钳定位拉舌即可。若分泌物过多，应及时用吸痰器吸出，通常发作后将躯体及头部侧卧，术前使用阿托品可以防止分泌物过多。

（二）呼吸暂停延长

呼吸暂停延长并不常见，主要在琥珀酰胆碱代谢率比较低的患者中出现。一旦出现这种情况，维持患者充足的氧气供给是关键，在氧气充足的情况下，患者一般可在 30 ~60min 内自行缓解。一般情况下，予以面罩持续正压给氧即可，无须进行气管插管。

值得注意的是，在发生呼吸暂停延长时，我们一定要通过对得布卡因用量的调查和对拟胆碱酯酶水平的检测来查清病因，在下次治疗前进行调整。可以通过降低琥珀酰胆碱的用量或者使用非去极化的肌松剂如 Atracurium 来减少该类不良反应的发生。在少数情况下，患者处于麻痹状态下仍有部分意识存在。造成这种情况的主要原因是麻醉剂用量不足或者是使用麻醉剂和肌松剂之间的间隔时间短。因此，在使用肌松剂前最好要先看患者是否已经完全麻醉。

（三）吸入性肺炎

抽搐发作时或发作后的短暂意识丧失，咳嗽反射消失，分泌物增多等多种因素可导致吸入性肺炎。预防措施：一般在治疗前应用阿托品可预防。出现症状时可以应用阿托品静脉注射予以缓解。一般而言，在进行 ECT 治疗前患者有几小时的禁食和禁饮，治疗中又注射了肌肉松弛剂，故造成吸入性肺炎的可能性很小。但我们仍需对施行 ECT 治疗的患者仔细寻找出可致胃轻瘫的一些高危险性因素，如糖尿病、甲状腺功能减低症、淀粉样变性疾病以及硬皮病等。这就要求我们仔细收集病史，如有必要可进行一种 GI 系列或放射性核苷酸胃排空实验。预防呕吐的唯一有效办法是防止吸入胃内容物。如果证实患者有胃轻瘫表现，则应插入鼻胃管，在麻醉诱导之前，抽空胃内容物。

四、癫痫发作延长

ECT 治疗中还可能出现癫痫发作时间延长（癫痫发作时间超过 3min）或者患者处于癫痫状态（癫痫发作时间超过 30min 或者有两个或多个发作，患者没有恢复到清醒状态）。如果在 3～5min 内不能使患者从癫痫状态中恢复，可能会导致患者治疗后的意识丧失或健忘。癫痫发作延长，会造成患者的氧气摄入不足，从而使组织缺氧，大脑损伤和心血管并发症发生的几率大大增加。在动物实验中，如果癫痫发作超过了 30min，尽管已经采取了措施使动物的血气水平维持在一个合适的水平，但是动物出现脑结构损伤、心血管和心肺并发症的几率还是大大增加了。

癫痫发作延长或癫痫状态的出现可能和患者服用的药物有关，也可能和患者本身的一些病情有关，如癫痫发作阈值的降低或者存在对癫痫发作终止有干扰的因素。该种情况常见的如患者服用茶碱，即使是治疗剂量也会使癫痫发作延长；或患者本身存在水电解质失衡，在同一次治疗中也可能反复诱导癫痫发作（ECT 的多方面监测）；还有就是治疗时同时服用锂剂。在非发作期也会出现一些非抽搐性的癫痫症状，比如突然发作的妄想、反应丧失、易激惹等。出现这种情况可以通过短效的抗抽搐治疗（静脉注射 Lorazepam 或 Diazepam）来缓解症状。症状缓解的主要表现为：不正常脑电波消失，患者的认知功能恢复。

至于 ECT 是否会增加患者癫痫发作时间延长的几率，是人们比较关心的一个问题。有证据表明，该几率是很低的，可能和人群的群体反应出现的几率相同。目前临床上大量报道的在采用单脉冲单侧式 ECT 治疗时产生的延长性抽搐发作，多是靠脑电图监测的结果。但是脑电图的监测作为常规程序只监测了发作的时间长短，可临床医生却常常以此为依据作为终止发作的标准。其实运用脑电图监测下的反复连续观察，也没有发现单侧式和双侧式 ECT 治疗（不管是单脉冲刺激还是正弦波刺激）有延长性抽搐的发生。

近一段时间，有学者把对非抽搐性全身性癫痫持续状态的诊断技术运用到了 ECT 治疗领域。这种诊断方法涉及的典型临床表现应是患者在接受了 ECT 治疗之后，已完全从抽搐和麻醉过程中清醒，并返回到了自己的病区，之后却发现有不语或部分交流障碍的现象，并且仔细观察发现患者的意识水平呈波动现象。此时进行脑电图检查，发现有弥漫性 δ 波活动，时有尖波融合的现象。这种意识模糊状态和脑电图异常可以持续几小时或几天，才会完全恢复或部分恢复，或许最后需要静脉注射安定才有可能消失。但是要明确非抽搐性全身性癫痫持续状态这个诊断并不容易，部分原因是该诊断缺乏诊断标准和排除标准。Weiner 和 Krystal（1993）提出，非抽搐性癫痫持续状态必须与典型的 ECT 治疗所诱发的谵妄状态鉴别。在这一点上，单靠脑电图是难以做到的。Weiner 认为必须明确在发作性脑电图活动和运用了一种抗抽搐药物这两种情况都不存在的情况下，ECT 治疗所导致的抽搐状态才能确诊。

虽然目前还没有一个标准来判断究竟抽搐持续多久才算是过长了，但仍需要医疗干预。目前临床上的大多数 ECT 治疗所导致的抽搐经脑电图监测不超过 90s，而且治疗反应在 30s 时就过了。所以，一旦抽搐时间超过 3min，可以考虑终止发作。方法是静脉推注安定 10～15mg，这也是多年来临床上一直选用的用以终止长时间抽搐的药物。

五、认知功能损害

ECT 导致的认知不良反应在广度和深度上有很大差异，是 ECT 使用受限的主要原因之一。认知不良反应有以下四个主要特征：

（1）每次治疗后，该类不良反应随着时间的推移，其类型和严重程度都会发生改变。最严重的认知不良反应一般发生在治疗后恢复期。这一时期患者的表现并不相同，但一般都会有一个短暂的方向缺失期，并伴有注意力、实践能力和记忆的损害。这些损害会随着时间推移而逐渐消退，但消退的速度因人而异。可以明确的是，ECT 所导致的认知损害是功能性的，其严重程度与其距最后一次治疗的时间有关。

（2）ECT 治疗方法的选择也会对患者认知缺陷的性质和严重程度产生重要的影响。一般而言，双侧电极放置方式、正弦波刺激、高的电刺激剂量、狭小的治疗空间、治疗次数的增多、高剂量的巴比妥盐麻醉剂，每一项都会造成严重的认知不良反应。相反，右单侧电极放置方式、简单波形刺激、低电量刺激、较宽阔的治疗空间、减少治疗的次数、低剂量的巴比妥盐麻醉剂，所造成的认知不良反应就要轻得多。故优化 ECT 治疗参数，可以减少患者短期认知不良反应的发生，并能够减轻长期认知不良反应的严重程度。

（3）ECT 后发生认知不良反应的范围和严重程度个体差异很大。目前，原因未明。

（4）ECT 会使患者认知特性发生重大改变。在 ECT 治疗过程中，注意力方面的缺陷有可能会加重，这些认知损害也可能随着患者症状的改善而逐步消失。患者在瞬间记忆方面的缺陷，可能会没有什么改变，或者会在治疗停止后几天内得到改善。

相对于患者神经、精神方面的改善，ECT 可能会选择性地导致顺行性或逆行性遗忘。有记录表明，相对于 ECT 治疗前，ECT 治疗几天以后患者对所列词条的及时记忆能力会改善，然而，其延迟记忆的能力会受到一定的损害。ECT 治疗结束后，顺行性遗忘会很快恢复；也不会对患者的学习和记忆能力造成长期的不良影响。ECT 治疗后，患者经常会发生逆行性遗忘。逆行性遗忘在 ECT 治疗刚刚结束时是最为严重的。ECT 完成几天后，患者对于很久远以前事件的记忆会完全恢复，但是对于 ECT 治疗前几个月或近一年内发生的事情，恢复起来就比较困难了。通常情况下，随着时间的推移，逆行性遗忘的程度会逐步减轻。越是时间久远的事件恢复记忆的可能性越大。逆行性遗忘恢复所需花费的时间常常比顺行性遗忘恢复所需花费的时间要多。但 ECT 也可能会导致患者部分记忆的永久性丧失，虽然这种情况极少见。所以，为了准确判定患者在 ECT 治疗前后认知改变发生的概率和发生的严重程度，在进行 ECT 治疗前和治疗中，最好对患者识别方位的能力和记忆能力进行评估。

当然，在部分精神病患者中，可能客观上确实存在这样的认知功能受损。在药物不良反应的干扰下，患者接受 ECT 后认知损害发生的范围和程度是不尽相同的。同时，这种破坏性损伤可能是由于患者自身的精神疾病造成的。认知损伤只是作为该病发作过程中的一部分而存在。这种严重损伤在年轻患者首次发病时发生的概率最大，在老年患者中，ECT 只是将这一过程给揭示了出来。该类患者认知功能破坏性损害的发生是不可避免的，ECT 治疗所产生的认知不良反应只是使患者更加敏感，从而加速了患者顽固性认知损伤的出现。而且，患者的心理因素对主观上评价认知功能也有一定的影响。

六、急性躁狂

在 ECT 治疗过程中，有可能发生抑郁状态或双相障碍转为躁狂状态的现象。对于使用药物治疗的抑郁患者和其他一些混合型精神病患者，在 ECT 治疗中，有很少一部分会出现轻度躁狂或躁狂症状。这种情况尽管不多见，但在双相精神病患者中出现的概率很高。在这些患者中，躁狂可能随着 ECT 的进一步治疗而逐渐加重。因此，正确区分 ECT 治疗导致的躁狂和患者本身的欣快性谵妄是很重要的。这两种状态的表象是基本相同的。但是，欣快性谵妄有典型的思维混乱和记忆模糊症状。思维混乱和方向感缺失从患者发病开始就会表现出来。相反的，治疗所导致的躁狂是在思维感觉清楚的状态下发生的。因此通过对患者认知状态的评估，有助于我们区分患者的这两种状况。另外，欣快性谵妄经常伴随头晕，日常表现为无忧无虑的性情，而躁狂的典型特征是富有竞争性思维、性欲低下、易激惹，而其他一些性情可能是缺失的。欣快性谵妄的症状可以通过增加治疗的间歇期、减少刺激的强度、将双侧电极放置方式改为单侧电极放置方式等来缓解。

目前对 ECT 治疗所导致的躁狂并无一致的治疗方案。一些治疗者会继续进行 ECT 治疗来同时缓解患者的躁狂症状和患者的抑郁症状。另一些治疗者会延迟下一步的 ECT 治疗，在此期间对患者进行观察。目前大多数的临床医生认为，在 ECT 治疗期间出现躁狂样综合征，同时又无认知功能的损害证据，在临床上是有益的，可以在严密观察患者的基础上，停止进一步的 ECT 治疗。这种综合征可作为一种参考指标。绝大多数这类综合征中的症状都能获得充分缓解，甚至包括合并有认知损害的症状也能完全缓解。极少数患者后来又回到了抑郁状态或者继续维持一种躁狂样状态，此时可以采用附加 ECT 治疗或药物治疗的手段予以控制，理想的方案是两种方法合用，都能取得较好的治疗效果。

第七章　电抽搐治疗的方法

第一节　电抽搐治疗前评估

精神科临床医生在施行电抽搐治疗前要把电抽搐治疗的技术掌握好，熟悉诱发抽搐的生理和生化方面的知识，熟悉麻醉剂的药理学特点，熟悉所采用的电刺激对躯体的影响，熟悉电抽搐治疗仪的治疗原理及操作规程，并能熟练掌握医疗上的急性事件处理方法。为了减少医疗上的风险，必须常规进行术前评估，尽可能做好术前准备。

一、电抽搐治疗前评估的基本程序

（1）主管医生需提供被治疗者的病历（包括以往是否接受过电抽搐治疗）。

（2）MECT 医师根据主管医生提供的下列资料进行复核：①监护人签署的知情同意书；②电抽搐治疗申请单；③适应证、禁忌证；④实验室检查：心电图、胸片、血常规、生化检查；⑤体格检查、精神检查。

（3）MECT 医师确定病人可施行电抽搐治疗，并在申请单上签名。

（4）主管医生应开具治疗医嘱。

（5）MECT 医师根据患者的具体情况制订治疗计划。

二、术前评估注意事项

（一）熟悉病史，进行体检

（1）现病史。通过阅读病历，了解患者是否在适应证范围内，有无禁忌证，尤其是对并存内科疾患的了解是提高治疗安全性的基础。

（2）药物史、过敏史。了解患者的治疗用药情况及过敏史，确定术前哪些药物是必须停的、哪些药物是要减量的，为术前治疗用药的选择及调整提供依据。

（3）过去病史。是否接受过电抽搐的治疗，以前对电抽搐和其他一些治疗的反应，这对于是否适合做电抽搐治疗是十分重要的。其包括：①接受电抽搐的次数；②每次治疗的效果；③治疗期间是否出现过危险情况。

（4）体格检查（包括神经系统检查）、精神检查，都是必须了解和进行的。在全面体检的基础上重点检查：①意识；②血压、心率；③口腔及咽部：询问牙齿是否有问题，做一个简单的口腔检查，看是否有牙齿的松动和脱落，注意是否有假牙和其他一些器具，这些也是评估的重要内容；④眼部的检查：电抽搐治疗可致眼内压升高，对视网膜脱离及青光眼病人不利；⑤心肺听诊；⑥脊柱；⑦病人活动情况；⑧精神检查。

（二）查看必要的实验室检查

1. 关于电抽搐治疗前的实验室检查

对于电抽搐治疗来说，实验室检查并不具有特殊性。实验室检查的目的是通过医学检查所得出的结果来评估医学风险因素出现的几率和严重程度，故我们常规仍必须做一些筛查实验，包括血常规、生化检查的测定（包括肝功能、肾功能、心肝功能、离子三项）。

2. 电抽搐治疗前的物理检查

胸部照片以及心电图检查是施行电抽搐治疗前必须做的项目，其结果是判断心、肺可能存在的合并症，便于在电抽搐治疗前予以治疗和控制。有些检查在电抽搐治疗前是不值得推荐的。如下面的情况：

（1）脊柱 X－Ray 检查。在 20 世纪 50 年代中期引入司可林肌肉松弛剂之前进行的电抽搐治疗，多达 40% 的患者出现脊柱压缩性骨折。当时，要求电抽搐治疗之前进行常规脊柱照片。目前通过肌松剂的使用，由电抽搐引起的肌肉与骨骼的损伤已经大大地避免了，因此脊柱的 X 线扫描不再是必须做的，当然如果病人在电抽搐治疗前就有脊柱方面的疾病，这样的检查还是需要的。但是以后不再需要这种检查，因为这并未增加患者的安全感，反而还大幅度增加了患者的经济负担。

（2）颅骨 X－Ray 照片。有时在进行电抽搐治疗之前，要求进行头颅拍片以“排除脑肿瘤”的可能性。但是这类拍片，对脑损害灶不敏感，原因也难以辨明，与脊柱拍片一样毫无价值，也要增加患者的经济负担，附加放射线暴露对躯体的影响。对足以产生精神症状的大脑肿瘤，在经过仔细的行为和神经科检查中就已经容易被查出来，如果怀疑有这样的新生物存在，应当进一步采用较新式的成像技术进行检查（CT 扫描或核磁共振）。

（3）脑电图。由于脑电图敏感度很高，但特异性很差，所以在电抽搐治疗之前，这一筛选性检查逐渐被放弃。因为大约有 1/4 ~ 1/3 的抑郁症患者脑电图表现为一种非特异性慢波，常为非对称性。这种慢波对电抽搐治疗来说并不能作为预后差的指标，甚至在一次电抽搐治疗对脑电图的急性影响之后慢波还会消失。

（4）拟胆碱酯酶试验。这是为了了解患者对司可林降解程度的酶反应试验。司可林用于电抽搐治疗中促使肌肉松弛。这种酶缺乏症是一种非常罕见的遗传性疾病，受累率不足1/3 000，且常常与肝脏疾病、多磷酸盐杀昆虫剂中毒症、贫血、营养不良或需运用抗胆碱酯酶的疾病相伴随。有这种酶缺乏症的患者电抽搐治疗后，呼吸暂停时间会延长。电抽搐治疗中如果合并运用了碳酸锂、氨基糖苷类药物、特定抗生素、镁盐、普鲁卡因酰胺、奎尼丁，就会增强治疗时司可林阻断神经肌肉的效应而延长治疗后的呼吸暂停时间。一种快速筛检拟胆碱酯酶缺乏（或不足）的方法可以在临床中运用，但是，这种敏感度很高的检查方法运用于这种罕见疾病当中，实际上所有阳性反应都可能是错误的，在临床实践中也就没有什么实际意义。

3. 每次检查相隔的时间

尽管目前还没有数据表明电抽搐前评估和首次治疗之间的最适宜间隔是多长，但原则上治疗前评估在时间上应该越靠近治疗越好。由于要进行特定的会诊、实验室检查、病人和相关人员的沟通，以及其他的一些因素，评估需要几天的时间来进行。治疗小组应充分考虑到这段时间病人状况有可能发生的一些改变，从而进行进一步的评估。

（三）医疗会诊

对病人进行电抽搐治疗是基于对病人的疾病的类型、严重程度，病人治疗的病史，以及病人实施电抽搐治疗的风险和受益的综合分析而决定的。有时候通过会诊可以对病人的医疗状况有更好的了解，或者有助于了解病人什么时候能达到最佳的医疗状况。接受电抽搐治疗的患者平均年龄近年来有所增加，这或许是人们的预期寿命在增加的缘故。但是，在老年人当中抑郁症的患者随之增多了，随着高危患者接受电抽搐治疗的增多，在对这类人员的治疗中，就经常需要申请会诊。会诊的过程中会诊医生不应当下如“排除电抽搐治疗的可能”这样简单的结论。这种排除不一定是真实的情况，精神科医生需要会诊医生提供有关内科疾病的性质及严重程度、医疗处置的合理性，以及在控制下的麻醉、肌肉松弛和充氧过程所诱发的全身性抽搐等强加于该内科疾患时的危险程度的意见。为了能使电抽搐治疗获得通过，以及对电抽搐和其他一些替代疗法的风险和受益有一个综合的评估，对于会诊医师来说，要提供这方面的一种正确意见，必须懂得电抽搐治疗时的躯体变化情况，以及选择其他的治疗方法（如三环类等抗抑郁剂）是否会比电抽搐治疗的危险性大，如果对精神疾患不治疗又会带来什么害处，等等。因为在大多数综合性医院的住院医师中，这项内容并未做常规的教育培训，所以，精神科医师请的会诊医生需要有这方面的经验和经过相应的培训，如由一些有电抽搐治疗经验的综合科医生会诊，或者通过引用文献或个别讨论的方式，向参与会诊的医生提问。有些内科医生并不完全知道电抽搐治疗过程中的麻醉是非常简单的过程，也不知道在医疗控制下的这种抽搐是一种精确的生理效应，从而过高估计了电抽搐治疗对躯体的影响程度，经过会诊结果造成了一些本来适合施行电抽搐治疗的、实际上比药物治疗还要安全的病人被排除在电抽搐治疗之外。

（四）电抽搐治疗中药物的使用

在电抽搐治疗前，病人服用的药物都应该检查一遍。检查的目的是使病人的医疗状态达到最佳，同时避免因药物与药物、药物与治疗相互作用而可能产生的潜在的副作用。尽管病人服药的时间和药物的剂量有时会有一些改变，但是总的来说病人的服药应该是持续的。然而由于一些药物会对电抽搐的治疗产生干扰，或者当和电抽搐治疗一起使用时，有产生副作用的风险（感知受损、癫痫发作延长、心血管毒性等），因此需要对此类药物进行撤除或改变。有些药物停药时，需要逐渐减少用量，这样才能使停药反应最小化。

有些药物可以在电抽搐治疗的早晨服用，而有些药物则只有在病人从治疗中复原后才可以使用。在进行电抽搐治疗前，要对病人所用药物及其剂量作出明确的规定。

1. 每次电抽搐治疗前应该服用的药物

通常，那些可以对电抽搐治疗诱导的生理改变起保护作用的药物和能使病人达到最佳医学状态的药物可以在电抽搐治疗前给予。此类药物包括抗高血压药、抗心绞痛药、抗心律失常药（利多卡因及其类似体除外，因该类药会阻断电抽搐诱导的癫痫发作）、抗返流药、支气管扩张药（茶碱除外）、治青光眼的药物（长效胆碱酯酶抑制剂除外）和皮质类固醇激素。

尽管在服用该类药物后可以增加治疗的安全性，但是实施电抽搐治疗的精神病医生和麻醉师应该警觉该类药物有可能产生的副作用。例如，抗高血压的β－受体阻滞剂可能会增加电抽搐治疗过程中的低血压和心搏停止的风险。

2. 电抽搐治疗前应该停止服用的药物

利尿剂由于能增加治疗中尿失禁的可能，虽然很少见到电抽搐治疗导致膀胱破裂，但这种可能性还是存在的，因此应该在治疗前停止服用此类药物。禁食可能对病人的糖尿病产生影响。降糖类药物包括胰岛素在治疗前也应停止使用。但是一些医生倡导将早晨服用的长效胰岛素分成两次服用，在电抽搐前服用一半，在治疗之后服用另外一半。由于在电抽搐治疗中，对胰岛素的需求会有很大的波动，因此有必要实时监测血糖水平并据此不断调整胰岛素的用量。当血糖水平很不稳定时，需要进行医学会诊。

如果可能，所有亲精神类药物在治疗时都要停止使用，尤其是锂、苯二氮䓬类和抗痉挛类药物。在少数情况下，一些病人表现为易激惹，就需要通过药物的干预来完成治疗过程，常常通过肌内注射氟哌啶醇来实现。

3. 电抽搐治疗前限制使用的药物

一些药物可能会增加电抽搐的风险。对此类药物有必要在电抽搐治疗前减少剂量或者停止服药。当决定对目前服用的亲精神类药物减量或停药时，医生应该意识到，许多药物包括镇静药、催眠药和抗抑郁药，由于突然停药或者剂量的突然减少，病人会产生停药反应。停药反应出现的症状（如焦虑、恶心、头痛等）有时候会被病人和一些内科医生误认为是电抽搐的副作用。因此此类药物应尽可能地逐渐减少用量，而不是突然停药。

（1）茶碱。在电抽搐治疗中，用以控制哮喘并达到治疗剂量的茶碱，可延长癫痫的发作时间。因此在电抽搐治疗中要尽可能地降低茶碱的剂量或者暂时停用，当然这是在维持满意的肺呼吸功能的前提下。近年来，涌现出了许多治疗哮喘的药物，目前茶碱已不再是治疗哮喘的常规用药。而且，那些新的药物并没有增加癫痫发作的风险。尽管茶碱增加了癫痫发作的时间，但是近来的研究表明，电抽搐的效率和癫痫发作的持续时间可能没有直接的关联，从而使人们对茶碱在电抽搐治疗的影响上产生了一些争论。

（2）锂剂。对于服用锂剂在电抽搐治疗中是否安全仍然没有定论。许多病人在服用锂剂的同时接受了电抽搐治疗，并没有发生事故。但是，在电抽搐治疗中服用锂剂，发生妄想和癫痫发作时间延长的风险会大大增加。随着锂剂用量的减少或者停药，这样的风险会迅速降低。

对于那些严重和反复发生的精神失常的病人来说，我们并不建议完全停用锂剂，特别是当进行电抽搐治疗的持续治疗时。在电抽搐治疗中是否继续服用锂剂，应当根据每个病人的具体情况，权衡考虑锂剂的神经毒性和病人停药致病情反复乃至恶化的风险孰轻孰重。锂剂在血清的水平越高，发生神经毒性的风险也就越大，因此我们要尽可能地把锂剂维持在一个低或中等的治疗量范围内。对许多病人来说，电抽搐治疗前通过停服一天或几天的锂剂，就可以把锂剂降低到一个足够低的水平，特别对那些需要接受持续的电抽搐治疗的病人尤为重要。

（3）苯二氮䓬类。许多接受电抽搐治疗的病人同时也可能接受苯二氮䓬类药物的治疗，以缓解焦虑、易激惹、失眠等症状。大量证据显示，苯二氮䓬类药物通过剂量效应可以降低癫痫发作的持续时间，因此人们怀疑这些药物干扰了最大的癫痫发作的出现。考虑到该类药物致忘的副作用，理论上来说它和电抽搐治疗有一个负的协同作用，加重了病人感知的副作用。此外，一些医生还认为两者的同时治疗会降低电抽搐的功效 。例如，有证据表明，那些接受了苯二氮䓬类药物治疗的抑郁型的病人，右单侧电极电抽搐治疗的临床治疗效果明显比那些没有服用该药的病人差。然而，由于临床表现的不同，接受苯二氮䓬类治疗的病人和没有接受该类药物治疗的病人相比，可能在对电抽搐治疗的反应性上存在着内在的差异。如果临床上可行，在电抽搐治疗前应尽可能降低该类药物的用量，或者暂时停止服用该类药。为了减少焦虑和其他停药反应的发生，我们应该特别注意减少该药剂量和停药的速率。如果在电抽搐治疗期间需要服用该药，我们应尽可能用一些半衰期短的药物（如氯羟去甲安定）且至少在电抽搐治疗前 8 小时停服该药。要持续服用该类药物的病人，在进行电抽搐治疗期间还有一个值得商榷的方案，那就是服用苯二氮草类药物的拮抗剂 Flumazenil 来拮抗苯二氮草类的作用。当给苯二氮草类药物依赖的病人服用 Flumazenil 时，在电抽搐诱发的癫痫发作过后，应该给病人服用短效的苯二氮草类药物如 Midazolam，以避免癫痫发作后的停药反应发生。

还有一些用来治疗病人在接受电抽搐时所出现的焦虑、失眠症状的方案。一些药物如水合氯醛，有和苯二氮草类药物一样的抗痉挛功能，但是它也和苯二氮草类药物一样会对电抽搐治疗产生干扰。其他的镇静、催眠和抗焦虑药如丁螺环酮（Buspirone）、抗组胺药和抗抑郁的盐酸曲唑酮等也被一些医生在电抽搐治疗期间使用。这些药物与苯二氮草类药物的不同在于有一些主要是单纯抗焦虑的，而有一些主要是用来催眠的，它们对电抽搐的安全性和功效的影响还没有被研究过。也有一些医生在电抽搐治疗期间用小剂量的抗精神病药来达到同样的目的。

（4）抗抽搐药。许多苯二氮草类药物对电抽搐治疗有影响，抗抽搐药同样也有。这些药物可能会增加癫痫发作的阈值，降低癫痫临床发作。抗抽搐药主要通过抑制大运动肌群癫痫发作来降低癫痫的临床发作。此类药物包括巴比妥酸盐、卡马西平、苯妥英、二丙基戊酸和扑痫酮（Primadone）等，与之相对的乙琥胺（Ethosuximide）、加巴喷丁（Gabapentin）、拉莫三嗪（Lamotrigine）、甲琥胺（Methsuximide）、氨已烯酸（Vigabatrin），则没有此影响。

许多医生会在电抽搐治疗前减少抗抽搐药的剂量，而另一些医生只有在充分癫痫发作的产生出现困难时才会减少用量。尽管充分的癫痫发作并没有一个明确的规定，我们仍担心虽然有一个长的癫痫发作时间，但是由于癫痫发作强度的减弱而减弱了治疗的效果。因此，在电抽搐治疗前，当服用抗抽搐药的是一个精神病病人（情绪稳定）而不是癫痫病人时，要特别小心由于突然的停药或剂量的突然减少而可能对电抽搐疗效产生潜在的负面影响。

对于那些接受连续的电抽搐治疗同时又服用抗抽搐药的病人，应该在每次治疗前停止服用一到两次该药，就如前面提到的锂剂。同时推荐使用短半衰期的抗抽搐类药物。

对于那些服用抗抽搐药来治疗癫痫的病人，电抽搐治疗前一天早晨的药物应该停服。通过监测血清水平来维持该药的最低治疗剂量，从而使它对电抽搐癫痫发作的影响减到最低程度。一些医生会在电抽搐治疗过程中通过减少抗抽搐药的剂量来使病人维持在一个癫痫状态，从而发挥电抽搐的抗抽搐功能。

（5）单胺氧化酶抑制剂。长时间以来，那些目前或最近接受非选择性单胺氧化酶抑制剂（MAOIs）治疗的病人，都不愿意实施麻醉（包括在给予电抽搐治疗时）。因为服用 MAOIs 后，使用任何种类的增压药在治疗低血压时由于不能及时分解代谢，可能会促使高血压危象的产生。因此一些实施电抽搐治疗的医生和麻醉师提倡在开始治疗前7~14天停止服用MAOIs。目前有大量的共同使用MAOIs和电抽搐的文献记载，而有不适反应报道的例子极少，两者的共同使用被认为是安全的。然而一些谨慎的医生也指出对于两者的共用已经发现了一些值得警惕的现象。低血压患者在用MAOIs药物时应该服用那些间接起效的血管加压药（Ephedrine，麻黄硷等）。另外，新福林（Neosynephrine）或者与之相似的药物是被推荐使用的。哌替啶（Meperidine）被限制使用，其他的一些麻醉剂最好不用。

选择性的MAOIs在电抽搐治疗中可能不会产生严重的风险，尤其是在一个中等合适的治疗剂量时。但是目前关于这方面的数据报道得很少。

4. 电抽搐治疗中药物的协同作用

电抽搐治疗主要用来治疗那些已经有药物耐受和反复频发病症的患者。因此，在一些副作用缺乏明显证据的情况下，我们建议考虑把电抽搐和抗精神病药物等不同的治疗手段结合起来一同使用的可能性。

（1）抗精神病的药物。用电抽搐治疗和抗精神病药物联合治疗精神分裂症，可能要比单独使用其中一种方法更有效。尽管理论上还存在着许多方法学上的困难，但是在已进行的三项研究中，研究者把单独使用电抽搐治疗和电抽搐治疗联合抗精神病药物治疗的疗效做了一个比较研究，结果表明后者的疗效更好。学者们也对单独使用抗精神病药物治疗的疗效和两者联合使用的疗效做了大量的调查研究，均表明联合治疗的疗效要明显好于单独使用抗精神病药物治疗的疗效。在一些病例中，我们在联合治疗中尽管只使用了明显低于平均治疗剂量的抗精神病药物，但仍取得了很好的疗效。除了急性治疗期、非标准持续治疗和维持治疗的病人外，这些研究几乎都没有对病人进行追踪调查。在这种情形下，Smith等（1967）的报告尤其引人注目。报告表明，用电抽搐治疗和抗精神病药物联合治疗疾病的复发率要低于单独使用抗精神病药的治疗。May等（1981）以后的研究也得出了相似的结论，因此我们有理由去探讨是否电抽搐治疗会对精神分裂症病人产生一个长期有益的影响，特别是和抗精神病药物联合使用时。

现在一个关键的临床问题是，电抽搐治疗（单独或和抗精神病药物联合治疗）是否会对有药物耐受的精神分裂症病人产生作用。几乎对所有的精神分裂症病人，一线的治疗方法首先是抗精神病药物治疗。这样，电抽搐治疗很大程度上被限制在对一种或几种药物的治疗没有反应的病人身上。我们对这一问题的信息几乎全部来源于这些案例。总之，这些报告记录了对药物耐受的精神分裂症病人在接受联合治疗时产生了令人鼓舞的短期效应。

Chanpattana等（1996）还对那些有药物耐受的精神分裂症病人和对联合治疗有反应的随机病人进行了研究，把他们随机分配接受单独的电抽搐治疗、抗精神病药的治疗及电抽搐治疗和抗精神病药的联合治疗。结果表明，联合治疗后疾病复发的概率远低于任何一种单独治疗。

所有的证据表明，电抽搐治疗和抗精神病药物联合治疗对精神分裂症病人尤其适用。对其他精神病病人，尤其是抑郁型精神病患者是否有相同的疗效目前还不太清楚。理论上，治疗抑郁症的抗抑郁药和抗精神病药也应该和电抽搐治疗有相似的协同作用。另外，单独用电抽搐治疗抑郁型精神病的疗效水平已经很高，进一步提高的空间已经十分有限了。因此有必要尝试联合治疗，来进一步提高疗效水平。

目前关于电抽搐治疗和抗精神病类药物联合治疗的研究主要集中在传统的抗精神病药物领域。对于一些新的、非典型的抗精神病药物的信息我们只能从个别病例中得到（Klapheke，1993）。尽管有数据表明电抽搐治疗和氯氮平的联合使用可能导致癫痫发作时间延长，或者自发性癫痫的产生，但是更多的数据表明该联合用药是安全和有效的。目前只有利血平是已知的在和电抽搐治疗联合使用时会产生危险的抗精神病药。尽管利血平有抗精神病和降低血压的作用，但是在电抽搐治疗时几乎很少给病人服用该药，因为已经发现两者联合应用可能会导致死亡。

（2）抗抑郁药。在世界许多地方，在电抽搐治疗的同时也会让病人继续服用抗抑郁药物。在美国，典型的做法是，在电抽搐治疗前或开始阶段对抑郁型精神病患者停止服用此类药物。但是电抽搐治疗和抗抑郁药物联合使用所存在的潜在价值正在被学者们重新认识。关于两者联合使用的疗效，主要集中在以下两个基本问题：①在电抽搐治疗中服用抗抑郁药是否会增加电抽搐治疗的短期抗抑郁效果？②在电抽搐治疗中服用抗抑郁药是否会降低疾病复发的概率？

除去两个例外（Lauritzen 等，1996；Nelson & Benjamin，1989），几乎所有关于电抽搐治疗中药物协同放大作用的研究都是在 20 世纪 50 ~ 60 年代展开的。在早期的研究中，一些研究者声称电抽搐治疗和 TCA 或者 MAOI 联合治疗可以产生更快、疗效更确定的反应。尽管这些声明并没有一个明确的说法，但是我们仍从这些实验中得到了一些支持性的证据。与之相对的，在对这些早期实验的文字记录中，关于电抽搐治疗和 TCA 的联合治疗也记载了一些负面的发现。研究人员发现，在电抽搐治疗中联合使用抗抑郁药物，并在反应后继续服用该类药物，与那些单纯使用了安慰剂的病人相比，疾病的复发率显著降低了。

早期的研究结果是不确定的，主要受制于以下三个因素。首先，把电抽搐治疗作为对病人的一线治疗方法，而不是像现在，只有在病人对药物耐受时才会用。其次，药物治疗的标准已经改变（Quitkin，1985），那些早期研究所用的药物剂量，在今天看来并不是最合适的。再次，许多研究在设计上存在局限性，如样本的容量太小，进行的都是非盲性实验评估。

近来关于这一问题的两项研究均表明 TCA 可以提高电抽搐的治疗效果。Nelson 和 Benjamin（1989）对 84 个年老的单极重性抑郁症患者进行了回顾性的研究。病人被分为单纯接受电抽搐治疗组、电抽搐加低剂量 TCA 治疗组（血清盐酸去甲替林水平为 2 ~ 49ng/ml）和电抽搐加治疗剂量的 TCA 治疗组（血清盐酸去甲替林水平为 50 ~ 149ng/ml）。这些组在年龄、性别的分配和疾病的严重程度上都是等同的。本实验使用的是超阈右侧单边电抽搐，通过临床记录，对病人临床疗效的提高程度采用盲性评估。结果显示，接受电抽搐和TCA联合治疗的病人取得了显著的临床疗效。从低剂量组到治疗剂量组，疗效在数值上成梯度增长。联合治疗组的病人需要的治疗次数也远比单独接受电抽搐治疗的病人要少得多（8.1对9.8次治疗）。此外，各组在癫痫发作后导致的思维混乱和对心脏的副作用上没有明显的差异，而且，联合用药组有更少发生心脏副作用的趋势。

Lauritzen等（1996）最近做了一个双盲实验，他把有心脏病的病人（$n=35$）随机分成两组，一组为电抽搐治疗和帕罗西汀（30mg/d）治疗组，一组为电抽搐治疗和安慰剂组。没有心脏病的病人（$n=52$）也随机分成两组，一组为电抽搐治疗和帕罗西汀（30mg/d）治疗组，一组为电抽搐治疗和丙米嗪（150mg/d）治疗组。首先三个疗程用双侧电极的电抽搐治疗，后面的疗程改用右单侧电极电抽搐治疗。每个组中病人的性别、年龄和临床特征都是相当的。结果表明，在电抽搐治疗后的临床评分或者治疗的次数上，帕罗西汀组和安慰剂组（心脏病患者）没有区别。相对的，丙米嗪组和帕罗西汀组以及其他的小组相比取得了显著的临床疗效，主要反映在症状严重程度的分数上有了显著的降低。正如Nelson和Benjamin（1989）的回顾性研究所发现的一样，同时服用TCA可以提高电抽搐的临床疗效，然而，选择性的5-羟色胺再摄取抑制剂并没有这样的作用。

总之，在抗抑郁药应用到临床后不久，人们就开始尝试把药物和电抽搐联合应用，看是否能够提高电抽搐的疗效。但是由于这些研究受到了严重的方法学的限制，因此所得到的结果也不尽相同。最重要的是治疗时机选择上的问题，他们把电抽搐当作了一线的治疗方法，而不像我们现在只有在耐药情况下才会考虑电抽搐治疗。那些严重抑郁症患者，在没有得到充分的药物治疗的情况下，直接用功效更强的电抽搐进行治疗，以后疗效提高的空间就十分有限了。然而，我们现在把耐药性作为进行电抽搐治疗的最主要的指征，对这类病人所能取得的疗效也是可以预期的。但是随着对电抽搐反应率的逐渐减弱，我们迫切需要重新考虑药物对电抽搐的协同放大作用。根据目前研究提供的一些证据，虽然很有限，但是我们有理由考虑把电抽搐和抗抑郁类药物联合起来对病人进行治疗，特别是对那些有药物耐受的病人。

所有以前关于电抽搐和抗抑郁药联合治疗的实验都主要观察是否提高了病人对电抽搐的反应性，都没有对疾病的复发率进行研究。以前的研究也没有把病人随机分配到抗抑郁药组和安慰剂电抽搐联合治疗组，然后等病人对电抽搐产生反应后，再把安慰剂组的病人转到抗抑郁药组继续治疗，从而把他们的复发率和全程接受抗抑郁药治疗的病人进行比较。换句话说，就是以前的研究并不能确定在电抽搐治疗前或治疗中服用抗抑郁药是否对预防疾病的复发起到了“开—关”的作用。由于电抽搐在病人症状缓解后，治疗的中断是突然性的（不是逐渐减少的），而抗抑郁类药物在急性期治疗中，至少要在服药4～6周甚至更长时间后才能发挥其最大的效用，而关于这方面的研究也十分缺乏。

特别对于那些已经产生了耐药性的抑郁症患者，抗抑郁药和电抽搐的联合治疗应该被首先考虑。这种治疗大大提高了短期的临床疗效。此外，由于对药物耐受的病人复发的几率很高，尤其是在电抽搐治疗后的头几个星期，而在电抽搐治疗前给病人服用抗抑郁药，则可能有助于维持疗效，降低复发率。

在为病人选择特定的抗抑郁药时，我们要审查哪些药物对病人已经失效。失效的标准是，在病人有明显疾病发作时，用常规的标准给予病人足量的该药物治疗（包括剂量、周期和病人的服从情况），而该药没有临床疗效的，就视为失效。尽管还没有进行研究，但是毫无疑问，在电抽搐治疗期间和治疗后给患者服用不同种类的抗抑郁药物，效果要比只服用一种而且病人已经表现出耐药性的药物的疗效好得多。

关于电抽搐和抗抑郁类药物联合治疗的安全性，相关的证据主要来自一些系统性的研究和大量的病例报道。证据表明，TCAs 与电抽搐合用至少在被推荐的治疗剂量范围内是安全的。需要特别注意的是，对以前有心血管疾病的患者，由于在 TCAs 和电抽搐合用时，通常剂量比较高，理论上可能会产生心血管和抗胆碱毒性，需要我们在给药时特别注意。当给病人服用多种抗抑郁药时也要特别注意。以上情况我们都要随时监测，及时发现有可能发生的副作用。

如果频繁给病人服用 5－羟色胺再摄取抑制剂，关于该药和电抽搐联合治疗时安全性的信息是十分重要的。一个系统的研究和一些临床病例表明这种联合治疗可能是安全的。早先有报道说氟西汀增加了癫痫发作的时间，但是紧接着又有报道称，该药缩短了癫痫发作的时间，这表明该联合治疗并没有增加癫痫发作时间延长的风险。如果给病人服用半衰期很长的氟西汀，可能会造成病人在该药的血药浓度很高的情形下接受电抽搐治疗，但是关于该治疗有不良影响的报道还没有找到。在 Lauritzen 等（1996）的系统化研究中，用帕罗西汀和电抽搐治疗了 45 个病人，并没有发现不良反应有增加的迹象。因此，选择性的 5－羟色胺再摄取抑制剂和电抽搐的联合治疗在安全性上是有保证的。

在一些病人中，当服用大剂量的盐酸安非他酮时，自发性癫痫发病的概率会有轻微的增加。因此当这类抗抑郁药和电抽搐联合治疗时，理论上可能会导致癫痫发作时间的延长。在这些相关的病例报道材料中，对电抽搐和盐酸安非他酮联合治疗的安全性问题，并没有得出一个明确的结论。但是我们仍主张，对此类病人尤其是用药剂量大的病人，要特别注意其安全性的问题。

（3）对病人认知方面副作用起缓解作用的药物。在动物实验中有一种和电抽搐相类似的反应，叫做电刺激痉挛性休克（ECS），常用来诱导产生遗忘症状和屏蔽掉对记忆有保护作用的一些化合物。现在已经发现许多药物可以降低或阻断 ECS 在动物身上的致忘效应。相应地，一些小范围的临床研究也已经展开，探索用药物的方法来降低电抽搐在感知方面的副作用。尽管已经有一些散在的相关研究成果的正面报道，但是这些发现仅仅是一个开端，真正有明确的临床意义的成果还有待进一步研究。至今为止，还没有找到可以被临床接受的用来降低电抽搐感知方面副作用的药物。

第二节 电抽搐治疗的操作技术

一、治疗电极的安放

（一）电极安放的选择

电极的安放会影响认知功能障碍的严重程度和持续时间。双侧 ECT 比右侧 ECT 更容易发生更多的短期和长期的认知功能障碍。右侧 ECT 治疗方法对认知功能影响不大，原因在于这种右置式的电刺激不会直接影响优势颞叶的语言和词汇性记忆中枢，源于电刺激只刺激了一侧颞叶之故。而接受双侧 ECT 治疗几个月以后的患者比右侧 ECT 患者在生活自理方面的健忘程度要大得多。因此有的学者提出了单侧式治疗方法，以减少对患者的记忆损害。而建议双侧式治疗的专家认为影响记忆只是短暂的。有一些学者认为，单侧式治疗可能对患者的记忆影响较小，但疗效也较差。国内目前两种方法都在采用。

电极的安放也会影响疗效。在治疗抑郁症的病人时，当刺激的强度非常低或者刚超过发作阈值时，右侧 ECT 的疗效非常低。当刺激强度比阈值适度增大时（如在初始阈值的 150% 以上或是其的 2.5 倍），尽管右侧 ECT 的疗效显著升高，但是临床效果仍然比低剂量或高剂量的双侧 ECT 差很多。然而，最近的研究表明，当右侧 ECT 的刺激强度明显高于刺激阈值时（如 500% 以上或 6 倍阈值），可以发挥更大的功效，然而认知功能障碍的变化却不大。相反，对于绝大多数的病人来说，双侧 ECT 的最大电流量也只能适度地超阈值（也就是超过阈值的 50% ~150%）。在双侧 ECT 中增加刺激量时功效提高很少，但是认知功能障碍却明显增加。以上表明右侧 ECT 的最小刺激量至少是初始发作阈值的 2.5 倍，双侧 ECT 的最大电流量也只能适度地超阈值（也就是超过阈值的 50% ~150%）。但是对于双侧 ECT 的病人来说却可允许最大电流量。

事实上，美国目前使用的 ECT 设备即使调到电流最大输出量（504 ~576mC），也不能提供右侧 ECT 所需要的显著超阈值电流。在一项大规模的研究中，Boylan 等（2000）报告指出大约 90% 的病人在右侧 ECT 治疗时最初的发作阈值至少为 100mC。因此，绝大多数患者治疗所需要的刺激量至少是初始阈值的 5 倍。为了避免右侧 ECT 中过高的电流刺激仅仅连接在一侧头皮上，建议发作阈值很高的病人最好是采用双侧 ECT。

尽管资料有限，然而少量研究表明，除了忧郁症的患者，电极安放的位置会影响 ECT 治疗人群的功效。一般建议对急性躁狂的病人使用双侧 ECT，尽管有证据与之相反。对于精神分裂的病人，在单侧 ECT 和双侧 ECT 的对比实验中发现疗效没有差别。但是由于标本数量少和其他方法学上的困难，这个问题仍然没有得到解决。目前，一个客观的结论是单侧和双侧 ECT 的疗效在精神病学中并没被证实，除了抑郁症。

操作人员选择单侧还是双侧 ECT 有各自不同的考虑。一些使用者只固定选择单侧或双侧 ECT 中的一种，另一些使用者则在开始的时候选择单侧 ECT，当病人没有反应或反应非常慢的时候再切换到双侧 ECT。例如，当病人在 6 次右侧 ECT 后没有明显的效果，就会换用双侧 ECT，当然，面对反应不充分时，有的医生也会选择在切换到双侧 ECT 之前增加右侧 ECT 的刺激量。另一种情况是，当精神病学或临床情况需要病人有一个非常明显、迅速的临床反应时，一开始就给病人使用双侧 ECT。还有一种情况是，刚一开始就给所有的病人使用双侧 ECT，当认知功能障碍比较严重，尤其出现持续的谵妄时，再切换到右侧 ECT。

操作人员应该能熟练运用单侧和双侧 ECT。当不好确定使用单侧还是双侧 ECT 时，操作人员应该清楚治疗中的变化和不同的电极安放会产生不同的副反应。此外，他们还应该意识到其他因素和电极位置会共同影响临床改变或副作用。尤其是涉及和双侧 ECT 联用时，高度超阈值的刺激强度、正弦波的刺激方式，会使认知功能障碍更加严重，但是治疗效果却没有提高。相反，越来越多的证据表明，当电刺激强度足够大时，右侧 ECT 比双侧 ECT 治疗效果更好，副反应却更少。这些发现鼓励大家更多地使用右侧 ECT，并且强调了选择电极的安放应该依据刺激强度的大小。另外，由于电极的安放位置会影响治疗效果和副反应，因此，选择电极的安放时应该与知情同意者、参与治疗的医生共同讨论决定。

（二）电极位置的安放

双侧电极安放的方法是将双侧 ECT 安放于两颞的位置。电极应安放在头部的双侧，每个电极的中点位于耳屏到眼外眦连线中点上大约一英寸处（见下图）。因此，这个直径为两英寸电极的底部就在耳屏到眼外眦连线的切线上。近些年来，还提倡另外两种安放电极的方式。早期的研究将安放于两侧的刺激电极的间距减小后与传统的安放于两颞的刺激电极比较，发现前者能减少记忆功能的损害，但同时也限制了疗效。最近的研究将安放在头部两侧电极的位置增宽后与传统的电极安放方式相比，发现这项新技术能够让认知功能障碍减轻，并且疗效更好。最近这种类似的报告越来越多，都提供了一些确凿的数据来支持这项新技术的有效性和可靠性。一系列的临床报告中也使用了这种不对称的放置方式，左边的位置靠前，右边在标准的颞的位置。然而，仍然需要进一步的研究来考证这些双侧电极的安放改变后的疗效。

尽管单侧 ECT 有多种安放方式，d'Elia（1970）的安放是值得推荐的。这个位置是两个耳屏连线和鼻根与枕骨隆突连线的交点。电极的中点就在这个交点大约一英寸的地方（见下图）。位于颞的电极就放在传统的双侧 ECT 所安放的地方。尽量避免将单侧电极放在额叶前部，因为这里诱导发作会比较困难。不管是单侧 ECT 还是双侧 ECT，都应该避免刺激超量或放置在头部诱导发作不敏感的地方。

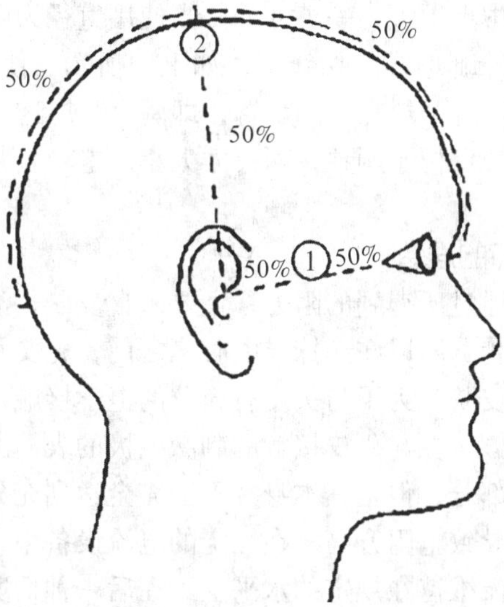

双侧电极和右侧电极的安放

对于左利手的患者来说，电极安放的位置还不能确定。据统计，大约 70% 的左利手患者和右利手患者语言功能区都在大脑左侧，15% 的左利手患者大脑两侧都有语言功能区，还有 15% 的左利手患者与通常的模式相反，语言功能的优势在右半球。右利手患者，在使用右侧 ECT 的过程中比左侧 ECT 或双侧 ECT 出现语言功能中断的情况更少。对于绝大多数左利手患者来说也有同样的联系。有一种方法可以确定选择哪一种 ECT 的安放更不容易出现语言功能的中断，通过最初的少量治疗来改变、调整单侧电极放置的位置，然后确定哪种放置方式引起的急性精神错乱和健忘症等副反应最小，但是一般很少用到这种方法。

如果用右手或左手的习惯是电极安放的影响因素，那么了解清楚病人用哪只手写字是非常重要的，但是病人习惯使用哪只手写字也并非是绝对正确的参考指标。许多明显有左手优势的人却用右手写字。还有报告指出人在参与不同的活动时手的活动是无意识的，有些明显偏重右手的人实际上双手同能或左手更强。应该通过一系列特别的活动调查病人的优势手，例如投球、使用刀叉和剪刀等。这一系列标准是很常见的。使用哪只手更有优势是需要检查和评估用左手或右手的习惯的。其他方面（如偏眼性或偏脚性）的不对称性对此影响不大。

有证据表明脑部的偏侧性功能同样影响认知领域。例如，一些数据表明，大多数的个体不管是左利手还是右利手，在抑郁情绪的发展和维持过程中右半球相对于左半球担任了更加重要的角色。这个推断可能来自治疗抑郁症的病人时，右侧ECT比左侧ECT疗效更好的一些有限的证据，尽管这些发现还有待于考证。在这点上，绝大多数的操作人员都认为使用右侧ECT与左利手还是右利手无关。

在双侧ECT中，刺激电极安放在头部两侧1的位置处（见上图），电极的中点位于耳屏到眼外眦连线中点上大约一英寸处。当使用直径为两英寸的电极时，电极的底部就位于耳屏到眼外眦连线的切线上，如上图所示。使用右侧ECT时，一个电极放在1的位置，另外一个放在2的位置，即两个耳屏连线和鼻根与枕骨隆突连线的交点。这些连线的交点位于颅顶，两英寸大小的电极就紧邻颅顶。

（三）刺激电极位点的准备

电抽搐治疗时电流通过所遇到的阻力，主要来自皮肤，油性分泌物构成了主要的阻抗因素，而不是颅骨。所以在涂抹导电胶冻之前，先要用有机溶剂彻底、仔细地清洁欲安置电极处的皮肤。为了与头皮有充分的电学接触，小心地将头皮尽可能地放置在刺激电极的下方。在与头皮接触的刺激电极的表面涂有导电凝胶，虽然这是全部操作程序的必要部分，但是其本身并不能完全达到充分接触的目的。准备不充分或连接不好都容易导致电阻升高。在恒定的电流设备中，电阻过高会导致电压也相应增高或不能将电流维持在规定的水平上。在后一种情况中可能会诱导发作失败，所实施的刺激强度的大小也不知道。使用恒定电压的装置，电阻过高将会导致电流强度降低，诱导发作失败。

一种方法就是用溶剂（例如外用酒精）来清洁头皮区。但要确保该溶液勿滴在实际接触区外。等晾干后，在头皮上擦拭导电研磨介质来降低电阻。实施刺激前使用导电溶胶体可以确保有足够大的导电界面。如果电极放置的位置被大量头发覆盖，单侧可以选用带有喙的电极，通常先用溶剂严格消毒后再使用导电研磨介质。没有必要剪掉下面的头发。使用盐水浸泡的垫来增强电极的导电性也是不必要的。如果使用了这种垫，要注意防止盐水顺着电极的表面滴下。实际上，任何导电介质上的污点通过电极间的头皮时都将改变刺激电流的路径。因为导电介质上的污点处电阻很低，很大一部分电流将会通过头皮而不进入大脑。这种电流的分流将会降低诱导发作的可能性。

总而言之，电极和头皮接触越紧密电阻就越小。有柄的电极必须要绝缘，这样使用人员才不会接触到电极或刺激电流（用裸露的金属丝连接到电极上）。同时，也不提倡将钳子作为电极支持使用。因为在解剖学中头骨是不对称的，通过调整钳子找到电极安放的准确位置是非常困难的。

二、刺激量

（一）电刺激的参数

1. 刺激的波形

参见第二章第一节。

2. 刺激的模式

ECT 装置根据操作原理如恒定电流、恒定电压、恒定能量而划分为不同的种类。

使用恒定电流的装置，电流的峰值可以事先设定好，也可以由操作者自己调整。这种装置通过调节电压来确保刺激过程中电流保持在理想的水平。根据欧姆定律，电压传送电流时要受到电阻的阻抗力。因此，当电阻增加时，相应地增加电压就可以维持恒定的电流。由于电极和皮肤之间接触界面的属性是电阻大小的主要决定因素，接触面越大电阻就越大。在这样的循环中，持续的电流装置通过增加输出电压将设定的电流传送给病人。由于过高地输出电压会烧灼皮肤，因此，我们所用的恒定电流装置都配有电压限制器来防止非正常情况下电阻升高导致输出电压过高。但是，当装置因为电阻过高而限制电压时，电流也不会维持原来的水平。所以，有可能会诱导发作失败。即使有发作，刺激的强度也就在阈值水平左右，容易出现副反应。临床上常用的是通过改变电流通过的时间使总的电荷不变。通过改变脉冲的频率、脉冲的宽度、脉冲列持续的时间来调节总电量。每次这些操作改变的都是固定电流的通电时间。通过某些装置还可以调整电流峰值的振幅。不管改变的是电流通过的时间还是电流的振幅，使用恒定电流传送方式都能保证临床医生传送预定的电荷量，并且不受电阻波动的影响。

在恒定电压的装置中，电流的改变和电阻成反比。根据欧姆定律，电阻增加会导致传送的电流强度减小。单位面积神经中枢通过的电流强度是诱导发作和 ECT 刺激产生的其他神经生物学影响的重要影响因素。这种联系涉及在 ECT 装置中恒定电压基本原理的应用。使用者或许没有关注电流强度方面的信息。此外，如果电阻由于接触界面的原因而导致过大，恒定电压中的电流就会减小，可能会缩短发作持续的时间。因此，在实际中恒定电压的装置在 ECT 中很少使用。

刺激传送的另外一种方式是维持恒定的输出能量。在这种装置中，使用者可以选择焦耳（瓦特/秒）作为能量的单位。为了保持能量的恒定，这种装置将改变刺激的持续时间。理论上这种设计并不让人满意。如果操作者设定好的恒定能量在传送时电阻较高，病人接受到的刺激持续时间就会缩短。恒定能量的装置，同恒定电压的装置一样，在电路中传送的电荷与电阻成反比。正如前面所讲，电阻的变化与治疗效果、副反应关系都不大。因此，在 ECT 刺激过程中能量单位（焦耳）的有效性和正确性值得怀疑。综上所述，从理论上讲，恒定能量的装置在 ECT 中的使用价值也不大。

3. 刺激参数的选择

单脉冲、方波刺激通过频率、脉宽和脉冲次数来描述。对于这种类型的刺激来说，频率是指每秒的周数（脉数对），频率为 70Hz 就可以产生 140 次/s 的脉冲。一个脉宽是 1s 的千分之一（即毫秒，ms）。在 1s 内刺激时，将产生 140 次的脉冲，或者说 140ms 的总刺激数（即 0.14s）。在同一波形图中，刺激的几种参数是可以改变的。在恒定电流的简短脉冲装置中，临床医生可以改变以下全部或者部分参数：脉冲的频率、脉冲的宽度、脉冲过程中电流峰值的振幅、脉冲列持续的时间。此外，还可以对脉冲列中脉冲的分布进行选择：是单向还是双向，是均一还是间歇。尽管刺激参数的结构有根本的不同，但是所检测的刺激强度（电荷或能量）应该是恒定的。例如，一个双向简短的脉冲刺激中的电荷被传送的脉冲频率是 40Hz，脉冲的宽度是 1.4ms，脉冲的振幅是 800mA，持续 2s 的脉冲列是 179.2mC。同样，同一电荷也可以用 80Hz 的频率、1ms 的脉冲宽度、1.4s 的脉冲列持续时间来传送。

有证据表明不同的刺激结构会影响疗效和限制 ECT 中其他副反应。初步的证据表明，增加简短脉冲恒定电流刺激装置中的脉冲列持续时间比增加脉冲的频率在诱导发作中更为有效。总之，当增加刺激强度时，ECT 的脉冲宽度也随之增加，当超过 1ms 时效率就非常低了。此外，关于脉冲振幅（电流）结构相关效率的研究几乎没有。

4. 设备的最大输出

我们目前使用美国的恒定电流简短脉冲设备（思倍通），最大输出功率是 504～576mC 或者在 220V 时大约 100J。欧洲、加拿大也使用同样的设备。

精神病患者产生发作所需要的最小刺激强度（也就是发作的阈值）存在着明显的可变性。一些研究指出，使用恒定电流简短脉冲刺激装置时，临床上常用的发作阈值的范围在 50 倍。发作阈值非常高的病人，一般他们阈值的升高与药物、过量的麻醉剂或其他影响因素有关。这种情况下，即使调到设备最大的刺激强度也许仍然不能产生发作。另外，要明显增加右侧 ECT 的刺激量使之充分地超阈值（如在 150% 以上或者 2.5 倍阈值）来达到理想的治疗效果。还有一些原因值得考证的是，少数患者对双侧 ECT 的电流强度要求至少中度超阈值（如超过阈值的 50%～150%）时才有反应。因此，发作阈值较高的患者，即使使用设备的最大输出量，可能仍然不能获得较好的治疗效果。

当设备的最大输出量不能诱导发作或者提供的刺激量达不到发作阈值时，并且已经排除了阈值升高的可逆原因（见第二章），操作者可以使用“双刺激”的技术。这项技术包括在最短的时间内传送两个电刺激的总和。如果两个刺激的时间间隔过大（如超过几秒），即使是两个刺激的总和也很难诱导有效的发作。尽管有时需要，但是使用双刺激并不是最理想的解决方法，最好的办法是使用更大输出量的

ECT 设备。

（二）刺激强度

参见第二章第一节。

三、充氧过程

（一）治疗前给氧

传统电抽搐治疗，在对患者所施行的治疗过程中，由于患者的呼吸肌处于强直阶段，不能有效地呼吸，常使患者的血氧饱和度下降至 40%，在抽搐结束之前，患者常显示出深度发绀，个别人还会出现大小便失禁。有些甚至会出现迟发性抽搐的并发症，是否是大脑缺氧所致还不是十分清楚。但是自 20 世纪五六十年代出现改良性 ECT，80 年代又在治疗前使用巴比妥类药物预先进行麻醉诱导，再予以司可林注射使肌肉松弛后再施行电刺激治疗，整个过程都给予正压充氧。由此以来，这类迟发性抽搐的并发症就没有报道过。传统的、老式的电抽搐治疗诱发了全身性抽搐发作，在此过程中，肌肉运动消耗了大量的氧。而现代新式电抽搐治疗中，由于使用了司可林，造成了肌肉麻痹，从而也就大大减少了对氧的消耗，这是否就是现代电抽搐治疗所带来的并发症较少的缘故呢？或许有其中的一些道理。我们建议从麻醉作用起效到病人恢复自主呼吸的整个过程中，都应该为患者提供氧气（100%，正压，呼吸节律：15 ~ 20 次/min），除了使用电刺激的时候。麻醉前几分钟给氧对心肌萎缩、身体虚弱、小发作的病人很有好处。麻醉见效后提供氧气对有快速血氧降低的病人是非常重要的。给氧的患者还包括肥胖者和有肺部疾病者。建议每分钟吸入 15 ~ 20 次纯氧（每分钟流量 5L），至少维持 2 ~ 5min。

（二）治疗后给氧

由于肌肉松弛和发作，病人在随后的阶段会处于呼吸暂停的状态，需要供给氧气，直到恢复自主呼吸。中途不要间断，直到自主呼吸恢复后才停止正压给氧。在小发作的时候应该给患者恢复供氧，因为这时大脑的氧耗量是平时的两倍。给氧的过程中应该避免出现脑电图（EEG）假象。但是要注意，在患有慢性阻塞性肺部疾病的患者中，100% 浓度的氧应该禁用，而应改用自然空气或一氧化碳、二氧化碳混合气体充入，以便在部分缺氧的情况下刺激呼吸恢复，对这类患者应使用脉冲性血氧饱和度监测仪进行全过程监护。

四、麻醉的运用

（一）抗胆碱能类药物

电抽搐治疗前给予抗胆碱能类药物的目的在于预防电刺激后立即或在治疗过程当中对迷走神经的刺激所导致的心率减慢。电流刺激会诱导患者发作，并立刻出现短期的心动过缓，继而又转变成心动过速。在治疗过程中心律失常是很常见的。在用麻醉剂前使用抗胆碱能类药物可以降低麻醉剂诱导作用产生的心律失常或者心搏停止的危险。如果电刺激诱导发作失败（亚抽搐状态），并引发病人心动过缓，处理就比较困难了。许多研究者认为，抗胆碱能类药物尤其适用于用了交感神经阻滞剂的患者（如β-阻滞剂）或者其他情况下防止发生迷走神经性心动过缓。值得我们注意的是，有些患者使用了抗胆碱能类药物后可能会加重原有的心动过速和增加心肌的负荷量。此外，这类药其他的副作用还包括便秘、尿潴留等。

通常，抗胆碱能类药物于麻醉前2~3min静脉注射，或者麻醉前30~60min肌注。后者有利于减少患者分泌物，间接提高了患者的通气能力。但是，静脉用药效果比较好，因为它能确保抗胆碱能类药物被很好地吸收，同时用药剂量相对较少，避免病人禁水期间加剧口腔干燥。然而，最重要的是抗胆碱能类药物能在麻醉剂起效前就增加病人的心率，因此，要确保抗胆碱能类药物的剂量。由于个体差异，患者体内药物的分布和药效的持续时间不同，在麻醉前30~60min肌肉注射抗胆碱能类药物，对于部分病人可能没有作用。亚抽搐状态时病人不能使用抗胆碱能类药物。

常用的抗胆碱能类药物有：阿托品，0.4~1.2mg，静脉用药（或者0.3~0.6mg，肌肉注射）；胃长宁，0.2~0.4mg，静脉用药或者肌肉注射。理论上，胃长宁通过血脑屏障的剂量比阿托品少。事实上，研究对照表明，在ECT中阿托品和胃长宁引起的认知功能障碍、心功能影响或者发作后恶心等副反应差别不大。相对于胃长宁，阿托品对迷走神经的阻滞作用更大。有研究者认为应该要留意蕈毒碱和其他药物合用的特性。

（二）麻醉药

ECT中应该使用药效强、持续时间短的麻醉剂。使用麻醉剂的目的是使患者在肌肉放松阶段，包括发作阶段失去意识。但是，这种无意识状态只能持续几分钟。过量的麻醉剂可能会延长患者的无意识状态和无呼吸状态，提高发作的阈值，缩短发作持续的时间，增加心血管并发症发生的危险。反之，如果麻醉剂剂量不够，病人不能完全处于无意识状态，可能会发生自发的觉醒，并在事后会回忆起这一可怕的经历。因此，我们的目标是一种安全有效的麻醉剂。

目前ECT常用的麻醉剂有：得普利麻（Propofol），常用的剂量是1.5～2.5mg/kg；依托咪酯（Etomidate），常用的剂量是0.15～0.3 mg/kg，单一静脉用药。

尽管最近得普利麻的使用增加，但是它对ECT安全性和有效性的影响的证据还是初步的。大量研究发现，使用得普利麻可以减少ECT中血液动力学的改变，缩短发作持续的时间。最初发现用得普利麻可缩短发作持续时间时，还引发了一些学者关于得普利麻是否可以作为ECT常规用药的争论。然而，越来越清楚的是，ECT的疗效要求适当限制发作持续的时间。随机实验表明，得普利麻作为麻醉剂使用，与Methohexital、戊硫代巴比安的疗效比较，差异不大。需要注意的是注射得普利麻时，病人可能会感到疼痛。此外，同其他麻醉剂相比，得普利麻有见效迅速、麻醉后苏醒较平缓等优点。但是，在ECT后康复的速度和认知功能障碍方面，它与其他麻醉剂相比差别不大。

依托咪酯或者克他命（2～3mg/kg）适用于其他麻醉剂不易诱导发作、发作状态持续短暂或者是发作诱导失败的患者。在它们各自的剂量范围内，使用依托咪酯比得普利麻诱导发作的时间持续长。依托咪酯与得普利麻相比，患者在注射时会感觉到疼痛一些，恢复的时间也需要长一些。依托咪酯很少引起低血压等副作用，尤其适用于充血性心力衰竭及相关情况的病人。克他命属于拟交感神经药物，可能会改变患者发作后阶段的意识状态（包括幻觉）。它可以用在各项最大设置都不能成功诱导发作的情况。不管是使用哪一种麻醉剂，都应该在每次治疗中确定适当的剂量，并且在随后的治疗中调整到最佳剂量。

（三）肌肉松弛剂

肌肉松弛剂可以改变肌肉痉挛，提高气道管理。琥珀酰胆碱（0.5～1.0mg/kg，静脉用药）是常用的肌肉松弛剂。在使用肌肉松弛剂之前，麻醉师应该确定病人的气道管理已经建立，并且在呼吸麻痹以前已经处于无意识状态。肌肉松弛剂可以在麻醉剂之后使用，也可以等到无意识状态的最初症状出现后使用。后者比较常用。一方面，患者的麻醉反应在每次治疗中都有变化；另一方面，病人如果没有完全进入无意识状态，即使有发作，也可能事后会回忆起这一可怕经历。

使用肌肉松弛剂的目的是显著改善肌肉的痉挛，使肌肉和骨骼损伤程度降低到最小。完全麻痹是不需要也不必要的。但是，对于某些有骨质疏松症、脊椎损伤病史的病人，就需要完全的松弛，并且剂量可适当增大。在每次治疗时，应该确保足量的肌肉松弛剂，并在以后疗程中调整剂量，以便达到理想的效果。

在首次ECT治疗后，部分病人会出现重度肌肉疼痛。如果患者剧烈的肌束抽搐是因为使用了琥珀酰胆碱，那么这种肌肉的痉挛性收缩很容易处理。使用箭毒（3～4.5mg，静脉用药）和阿曲库铵（Atracurium，3～4.5mg，静脉用药）可以缓解琥珀酰胆碱诱发的肌束抽搐。如果使用了上述药物，就有必要将琥珀酰胆碱的剂量提高10%～25%，以取得和前面治疗相同程度的肌肉松弛，因为琥珀酰胆碱和

Curariform 有竞争性抑制作用。值得注意的是，尽管在随后的治疗中并没有操作上的改变，但是主述肌肉疼痛的报告却并不常见。

非去极化肌肉松弛剂适用于拟胆碱酯酶不足、胆碱酯酶抑制（如一些抗青光眼的二线药物或者有机磷酸酯杀虫剂）、血钙过高、严重的神经肌肉疾病或损伤（如四肢麻痹、肌萎缩侧硬化症）、严重的骨质疏松、严重的肌肉僵化、恶性发热的家族史的病人。有严重和广泛烧伤的病人应避免使用琥珀酰胆碱，否则会导致更多的钾丢失。阿曲库铵（Atracurium，0.3～0.5mg/kg）、米伐克龙（Mivacurium，0.15～0.2mg/kg）、罗库溴铵（Rocuronium，0.45～0.6mg/kg）以及瑞库溴铵（Rapacuronium，1.0～2.0mg/kg）都会转变成琥珀酰胆碱。与琥珀酰胆碱相比较，阿曲库铵、米伐克龙、罗库溴铵和瑞库溴铵麻痹的时间更长，价格更高。在诱导发作后，抗胆碱酯酶类药物如新斯的明或毒扁豆碱与阿托品联用都可以改变它们的药效及持续时间。

在使用电刺激之前，要确保有足够剂量的肌肉松弛剂来减少膝盖、脚踝、脚底的神经反射，降低肌肉的协调能力，减少或消除对神经刺激器的反应。神经刺激器尤其适用于肌肉松弛程度不能确定、肌肉骨骼并发症的高危人群，以及只能使用非去极化肌肉松弛剂的患者。去极化肌肉松弛剂如琥珀酰胆碱，只有当肌束抽搐现象完全消失的时候，它的药效才能最大限度地发挥。通常在肌束抽搐停止后才进行电刺激。最后停止抽搐的部位一般是腿部。年老的病人达到完全松弛的时间通常比年轻人长。

决定常用的拟胆碱酯酶水平和二丁卡因剂量是不可取的。因为有个人史或者家族史的病人在使用肌肉松弛剂后会延长无呼吸状态。在这种情况下，确定二丁卡因的剂量需要更多的信息。在前面的治疗中，不管是为了实验还是实际中需要延长无呼吸状态，都应该使用很小剂量的琥珀酰胆碱（例如最初的剂量是1～5mg，静脉用药），或者改变阿曲库铵、罗库溴铵的剂量。此外，麻醉医师还应该清楚医疗环境和其他药物可能会对肌肉松弛剂的药效产生影响。

五、测试阻抗

测试阻抗值的目的主要是要了解电极与皮肤表面间的电阻值，在进行单侧式电抽搐治疗时，这一过程非常重要，因为比起双侧式电抽搐治疗来说，在减小刺激水平时非常容易导致治疗的失败。如果电极和头皮间的接触不好、电极定位准备不正确或不完整、刺激电缆和设备连接不好或不充分，都会导致电阻值过高，如果测试出的阻抗值高于仪器制造商所推荐的范围（>2 000Ω），应当设法降低之。可通过：①对电极增加压力；②增加导电胶冻；③移开电极压片下的头发；④使用皮肤专用砂纸（skin prep tape）轻微摩擦电极下的皮肤，除去表层死亡细胞及皮脂。在高阻抗状态下，进行治疗有造成皮肤灼伤的危险。如果采用上述4种方法仍不能将阻抗值调到允诺范围的话，就要决定是否继续治疗。权衡一下利弊，通常情况下应放弃治疗（实际上，这种风险性的程度相当轻微）。

如果阻抗值过低（<200Ω），通常表明，治疗时电极接触部位由于涂抹凝胶或膏体，导致两个ECT刺激电极形成不正常的电流通路。当患者涂发泔、发胶或出大汗时，导致ECT电极尖形成低阻抗电流桥，也会出现上述情况。如果在这种情况下输出ECT刺激，实际上全部刺激都通过低阻抗电流桥并联输出，没有或很少刺激进入脑部。而且，这种情况下还有可能烧焦头发。

如果出现了异常的电阻值，应该找出电阻过高或过低的原因，并在治疗进行前采取措施使电阻值恢复到正常。需要进行另外一项测试程序（或从配置的读数器上继续读数）来确定采取的这些措施是否有效。我们目前使用的思倍通在治疗开始时，自检阻抗测定能连续监控刺激电极连接，并显示静息阻抗值，来对静息阻抗进行连续定值。阻抗必须在100～5 000Ω范围内。如静息阻抗超出了该范围，思倍通将不输出刺激。有一种很少见的情况是：电路没有任何问题，由于病人皮肤自身的特性导致电阻的测试值很低。一些设备会明确警示使用人员电阻值异常，并会自动与刺激传输器断开。还有些设备具有选择性，如果是因为病人自身的因素引起的电阻值异常就不会报警，并且仍然会传输刺激。这种不出现警告的情况非常少见，除非是因为患者皮肤的特性。另外有些设备标明在测试过程中即使电阻值异常也不会同刺激传输器断开。而能与刺激传输器自动断开的设备安全保障功能最好。在一些病例中，尽管电阻异常升高、刺激的输出量不能达到使用人员设置的参数标准、给予病人的刺激剂量也不清楚、可能不会诱导发作，但是仍然会传送刺激。应该强调的是，如果电极和头皮的安放连接是正确有效的，只要有电阻值异常，也尽量不给予刺激。

经验告诉我们，只要对ECT电极部位进行充分的准备及保持与皮肤的适当接触，患者的静息阻抗应该很少超过1 500Ω。

六、保护牙齿和舌

在电抽搐治疗的过程中，电刺激会直接导致颞部肌肉收缩，使上下颌强力紧闭，这就有可能造成严重的舌或颊黏膜被咬伤的情况出现。为此，在进行电抽搐治疗时，当要施行电刺激之前，应当把一只橡皮口腔保护器安放在上下颌牙之间，以缓冲牙齿的闭合力，预防舌伸出被咬伤。塑料导管作为口腔保护器并不可取，因为这样会增加牙齿咬碎和下颌受伤的危险。口腔保护器要设计成能直接承受磨牙咬合的压迫力，防止门齿破碎。在分开的上下牙颌与下唇之间的前方，还应留有通道，因为患者的鼻子有可能会被分泌物堵塞，口腔保护器是中空的话可以通气，也便于给氧和插入吸痰管。这个橡胶垫大小要适合上下牙颌间距，厚薄适中便于安放，而且要非常有效地把咬合力向后转移。当然，患者如果口内有一颗或几颗易咬碎的牙齿，使用咬合阻止器可以预防并发症。病人还应该取下假牙，用纱布填充在牙龈间，来缓冲下颌的咬合力。无牙齿的患者则无须口腔保护器。总之，采取各种保护措施来缓冲强大的咬合力是非常必要的。要防止或者尽量减小电刺激时的损伤，可支撑患者的下巴，使咬合阻止器能紧密接触其下颌。

七、抽搐

电刺激有直接医疗效果，最普遍的观点还是认为电抽搐治疗中抽搐的发生才是主要的治疗因素。为此，必须确保每次治疗时都在一定的监测条件下，证实有两侧性、广泛性的发作。还没有一个客观的标准来规定对抽搐过程的时间性加以最短化的设置。但是有一点为临床医生所公认，即电抽搐治疗时，假如肢体抽搐时间不足25s，那么下一次的治疗就应当加大电刺激量。抽搐时间较短，脑电图又无法确定有无抽搐或者发生不完全性抽搐，都可能会降低临床治疗效果。那些主张在一个有效的治疗疗程中，应在总抽搐时间上缩短到最低限度的观点并无客观资料的支持。因为许多抑郁症患者需要6~8次的治疗，平均每次抽搐时间为50s，大多数的患者总抽搐时间在300~400s时就可以康复。当然这些都是一般性的临床经验，难以形成公认的原则，还需要今后的深入研究才可能下结论。Calev等（1989）断言电抽搐治疗导致的抑郁症临床上的改善与所有电抽搐次数中总抽搐时间的长短呈显著相关，但是明显忽略了这些电抽搐治疗的总次数，如果不首先排除这一可变因素的话，那么这种相关关系就显得毫无意义。

一旦所给予的刺激电量值超过了抽搐阈值，所产生的抽搐过程就与疗效无关了。那么临床医生该如何评价诱导的抽搐质量呢？临床医生应当在脑电图上寻找有无与基线相比的高波幅同步化的脑电图特点，即表现为典型的峰（尖）波—慢波阶段，并具有显著的发作后抑制现象，同时还会出现心动过速反应，这些现象存在则预示着发作质量较好。使用2导联的脑电图描记就可发现半球间联系（对称性）的程度。因为在对住院医师的培训计划中很少教他们判断抽搐质量这一非常重要的内容。有些电抽搐治疗仪中也结合有计算机的判读方案，可自动测量脑电图波幅、连贯性、发作后抑制情况，可以说这三个发作性脑电图特点与抽搐质量紧密相关。

八、脑电图的监测

（一）发作时的脑电图监测

近几年来，不管是单次的治疗还是整个连续的治疗过程，都表明发作持续时间在疗效方面的意义不大。此外，发作的持续时间和刺激强度也有复杂的联系。当刺激强度和发作阈值很接近时，病人可能出现短暂发作或发作中断。这类发作通常只持续15s或更短时间。少量地增加刺激强度（仅仅在阈上水平），病人会表现出发作持续时间长、脑电图振幅低、脑电图显示没有发作后的抑制。当刺激强度大量地超阈值时，患者发作持续时间缩短，但是脑电图却表明发作很充分（振幅较高），发作后的抑制也更大。

从以上信息可以看出，仅仅有足够的发作持续时间并不能说明病人治疗有效。但是，当运动神经活动（痉挛）和脑电图表明发作持续时间少于15s时，说明电刺激不充分以致发作有限和疗效不够。然而，如果没有显示双侧运动神经活动和脑电图的情况，说明发作也是不充分的。总之，如果刺激的强度仅仅在阈上，即使发作的持续时间长也可能没有疗效。在病人的发作过程中，任何明显的改变都应该给予医生警示。例如，如果在连续的治疗中，患者发作持续的时间从100s减少到40s，后面的治疗可能就会出现问题，尤其是当刺激强度超过阈值的程度都不知道时。尽管发作持续的时间在治疗过程中通常会缩短，但是连续两个治疗间缩短的量级是不典型的，可能是因为刺激的量在阈值上下或其他一些影响因素。此外，通常老年患者发作持续的时间比青壮年患者短。中量或大量超阈值的治疗可能会导致运动神经和脑电图的活动时间在15~30s或偶尔更短，尤其是老年患者。这些病人正在接受的治疗强度可能已经满负荷了，如果进一步增大刺激强度，会导致发作持续时间缩短和认知功能障碍加重。

（二）发作时的脑电活动

至少有一个频道可以通过纸记录或听觉输出信号的方式来监测脑部的活动。如果这种记录的输出信号很难复制就更好了。在使用麻醉剂和肌肉松弛剂之前，要确定脑电图的记录要充分、足够。临床医师要非常熟悉这些仪器，否则有时病人没有发作（由于麻醉剂、心电图的影响）脑电图也会显示有发作反应，并且发作过程中和结束时的显示也有所不同。脑电图的监测应该持续到临床医师确定发作已经结束后。发作结束最明显的特征是一段时间显著的减弱（抑制）后，紧跟着有一个高而锋利的振幅。而在发作过程中波形的活动变化是很缓慢的。

在ECT过程中，大多数治疗场所记录的脑电图有两种：前额—乳突的监测和前额—正面的监测。前额—乳突的监测更好，前额—正面的剪辑显示了脑电图活动的减弱是因为脑电图频道记录的两个电极间的电压不同，如果两个电极中的电压同步改变就记录不到了。在右侧ECT中使用左边的监测会在发作中有一些帮助。因此，如果只有一个脑电图频道可以使用，通常选择从左前额到左乳突的监测记录。

在前额设定的点通常在眉毛中点上约一英寸的地方。将电极放置在比前额高的位置（例如1~3英寸）可以使发作中脑电图的振幅增大。乳突的位置在耳后的骨头突出处。将电极放置在比乳突高的位置会减轻脑电图的脉冲被干扰。脑电图选点的确定和准备工作最好有一个连续的方案。

在脑电图选点的准备过程中医生一定要认真仔细。到目前为止，脑电图的记录不好最常见的原因是在脑电图选点中由于接触不良和其他一些原因导致电阻过大。

决定发作的出现、发作表现的质量、发作结束的时间点和抑制程度都会受到人为的干扰。脑电图选点准备过程中的步骤同ECT电极安放准备过程中的步骤类似。

前额和乳突位置都应该用溶剂擦拭干净（如外用酒精），然后完全干燥。用医用棉球或其他涂药器擦拭研磨介质并使之渗入皮肤，但仅限于与电极接触的区域。擦拭了研磨介质的区域具有导电性并能确保电极完全黏附在皮肤上。此外，将电极以外皮肤上多余的研磨介质擦拭干净。电极要确保放在正确的位置。一次性的EEG电极或类似的一次性装置普遍用于ECT中记录EEG。如果使用金属电极（金杯、银—银氯化物），同样要完成这些准备步骤。但是，这些电极的导电性要很强，并用带子固定使其和皮肤接触良好。

当EEG电缆和EEG电极连好之后，操作人员要检查EEG记录的质量。调试好EEG放大器的接收装置和灵敏性，以便低电压和快频率的活动也能清楚可辨。EEG活动灵敏度太低位于基线以下或者灵敏度太高超过了基线都会影响发作起始时间和结束时间的确定。当EEG使用两个频道记录时，固定好用哪个频道记录哪边的情况是非常重要的，用难复制的输出信号来记录这些信息也是非常有好处的。这种配置很容易辨认，因为固定在前额的电极在相关的频道会出现一个人为产生的高振幅。

（三）适当策略

近来，一些ECT设备可以传送发作中和发作后EEG改变的信息。最初的证据表明，发作后较好的临床治疗效果通常伴随较高的振幅（在峰值和波形活动中），接着有显著的发作后EEG的抑制。然而，似乎各种因素都会影响发作和与临床效果无关的发作后EEG的显示，包括病人的年龄、治疗次数、初始发作阈值、治疗环境等。另外，在ECT设备中的一些方法至今没有证实可以支持临床治疗。除此之外，对ECT反应不够或缓慢、EEG表现出发作的振幅低或缺乏发作后EEG抑制的病人，要进一步证实他们需要增加刺激的剂量或将单侧ECT切换成双侧ECT。

九、其他的生理监测

（一）心血管的监测

在ECT中发病率和病死率最高的是心血管类疾病，有心血管疾病史的患者在ECT治疗中属于高危人群 。由于这是治疗中最大的危险因素，因此从使用麻醉剂之前到发作结束几分钟后到恢复自主呼吸期间，都应该频繁地监测患者的生命体征（血压和脉搏）和心脏节律（ECG）。要求使用色谱法或多相图解法监测ECG，因为发作后的心律失常是很常见的，需要采取措施来纠正。自动化的非侵害性的血压监测已经在ECT中常规使用。

这种ECG输出信号应该不容易被复制，为了将心血管的变化记录入档，需要使用方便、能为会诊提供信息、在以后的治疗中对处理并发症有所帮助。一些 ECT 设备提供的不易复制的 ECG 输出信号是用非标准的图标速率。如果这种输出信号进入病人的临床记录，应该将图标速率标明或者标示提供的时间。由于在 ECT 过程中 ECG 变化的多样性，治疗小组应该正确估计哪些变化不需要处理（例如非病理性的心律失常、单叶的不完全性心室收缩等）、哪些变化需要处理（例如室性心动过速）。

（二）血氧定量仪

标准化操作要求使用麻醉剂之前，常规应用血氧定量仪来评估病人血氧系统是否携带足够的氧气。血氧定量仪尤其适用于有通气功能障碍、气道不通畅、有延长无呼吸状态危险或发作时间延长以及其他条件下有组织缺氧危险的病人。

十、用电安全监测

正如在前面提及的安全原因，电极的监测装置连接有故障会给病人带来伤害，尤其是有地线故障时。此外，在 ECT 过程中，功能正常的 EEG、ECG 和血氧测量仪等设备仍然有必要增大安全性。因此，在使用之前，生物医学工程师或其他具有认证的人员应该要确保仪器功能正常，并能安全使用生理监测设备。仪器的保养和校准也应该遵从制造商的建议和其他相关的医疗标准。对电路中地线的安全一定要确认核实。

十一、发作失败、中断和延长的处理

（一）发作失败

一个失败的发作或亚惊厥刺激通常是由于没有继发的运动神经活动（肌肉紧张或痉挛）或缺乏电刺激后的 EEG 发作活动。但是，可能还是有部分肌肉群会对刺激有一个短暂而迅速的收缩反应。导致发作失败的原因包括皮肤—电极接触不良导致电阻过大、刺激提前结束、心脏肥大、组织缺氧、脱水、抗惊厥药物的使用（包括苯二氮䓬类和巴比妥酸盐类麻醉剂）。在发作失败后，操作者应该探查是否电阻过大。如果是因为电阻过大，需要重新准备电极的安放。电极安放的位置要准确，检查电极电路的完整性，并采取正确的措施。如果电阻增大影响并不大，对病人要增加刺激量并重新刺激。

如果刺激失败，重新刺激至少要间隔 20s 以后，因为有些病人会在 20s 或更长时间后才发作，不过这种情况很少见。这段时间间隔可以让先前刺激带来的影响消失。操作人员一般使用超过初始刺激量 50% ~100% 的剂量重新刺激。

在诱导发作成功后，重新回顾并总结发作失败的原因是非常重要的，尤其是当重复操作对产生发作反应不利时。如果可能的话，任何有抗惊厥特性的药物都应该减少剂量或不连续服用。有证据表明，大剂量地使用巴比妥酸盐麻醉剂会增加发作的阈值或缩短发作持续的时间。应该重新考虑麻醉剂的剂量，可能的话要减少剂量。如果病人使用了大剂量的苯二氮䓬类，可以使用 Flumazenil（0.5～1.0mg iv）诱导改变麻醉剂的药性。但是可能会诱发病人过度换气。对脱水的病人应该要检查电解质是否平衡，并采取正确的治疗措施。如果失败的原因一直不清楚，并且刺激强度增加后仍然不能诱导发作，医生可以将巴比妥酸盐麻醉剂换成 Etomidate（0.15～0.30mg/kg iv）或者克他命（2～3mg/kg iv）。

在发作失败或中止后，一些临床医生用腺苷拮抗药——咖啡因安息香酸钠（500～2 000mg iv，相当于 250～1 000mg 纯咖啡因）——来引起或延长发作。这种准备工作需要在麻醉前几分钟内完成。还有一种不很常用的方法是在 ECT 过程中静脉使用茶碱或 ECT 前一晚上口服缓慢释放的单一剂量的茶碱（200～400mg）。每一种方法都为延长发作时间提供了可靠的保证，它们可能是通过调节发作终止的时间来达到目的。然而，大量证据表明，使用咖啡因或茶碱不会降低发作的阈值，它们是通过再现遗漏的发作使病人进入发作状态。此外，茶碱尤其适合在 ECT 中处于明显癫痫状态的病人，甚至是在治疗肺部疾病时血浆水平在治疗范围内（10～20ng/ml）的病人。还有病例报告指出 ECT 和咖啡因合用可能会引起心血管疾病的并发症。另外，最近进行的啮齿类动物实验表明，ECT 和咖啡因合用时可能有神经病理学的改变，而单纯做 ECT 时没有这些改变。这些关系和证据表明咖啡因和茶碱是 ECT 治疗的协同放大剂，当发作失败时，可以使用它们来重新诱导发作。

（二）发作中断或短暂

有时发作会中途停止，就是说发作持续的时间太短了（通常按照肌肉运动或脑电图标准少于 15s）。例如，采用的标准认为发作充分持续时间至少要在 15s 以上，那么一个时间为 12s 的发作就是不充分的。在这种情况下，采取的措施和前面发作失败的补救措施类似。导致发作失败的因素同样也会导致短暂发作。强度刺激不够或显著超阈值时都有可能发生短暂发作。因此，当刺激电量太低或太高时有可能产生短暂发作，这时医生需要评估刺激强度与发作时间相关的曲线图。短暂的发作后，医生还需根据临床情况作出判断是否需要重新实施刺激。一方面，发作短暂是由于刺激量小，再实施刺激可能会有临床效果。另一方面，短暂发作是被实施了高强度刺激。尤其是对虚弱的病人可能有其他并发症，更需要医生在治疗中能通过一次刺激就诱导发作成功。

在一次短暂的发作后，发作阈值会有一个短暂而显著的升高。由于发作阈值的升高，在一次短暂发作后立即再一次刺激，通常会产生一次遗漏的发作或又一个短暂发作。为了克服这段“难以驾驽的阶段”，最好是在发作失败后间隔一段较长的时间再重新给予刺激。一般来说，这个时间间隔至少在 45s 以上。此外，一些医生认为发作失败后的重新刺激要增加强度，并且比上次的刺激强度大很多。在下一次刺激前，病人应该被重新检查，观察他们是否需要给予麻醉剂和肌肉松弛剂。发作中断常见的一个原因是麻醉剂使用过量。

在探察病人是否接受了充分的治疗时，一些研究者计算总的发作时间是从多相刺激开始的。在这个过程中没有任何经验化的公式可供使用。如果一个病人在一次治疗中有两次短暂的发作，每次都是 11s，并不能因为累加发作时间超过 15s 的标准就认为他们接受了足够的治疗。通常，在此类治疗中还会给予病人第三次刺激。应该强调的是，一些病人即使刺激完全充分，连续显示的都是短暂发作（例如运动神经活动显示在 15s 内）。这种情况尤其见于初始发作阈值本身就很高的老年病人，因为在渐进的治疗过程中，发作持续的时间会减少并且发作的阈值会升高。目前并没有证据表明此类病人在这种治疗中没有疗效。相反，许多出现中止发作的病人一般都可以有充分的发作，由于各种因素的影响，例如伴随有药物治疗、通气不够、刺激强度不够、电极接触不良等，才会出现短暂的发作。

（三）延迟性发作

一些病人在 ECT 后表现出有延迟性发作或者在初始发作结束后又重现发作状态（发作迟缓），通常比较少见。正如定义一样，通常在一个延迟性发作中，运动神经活动或脑电图显示超过 3min。一些研究者使用的更严格的定义规定为 2min。每个治疗场所都应该有标准化流程，清楚地写出处理延迟性发作、迟缓发作、癫痫状态时的步骤。

由于延迟或迟缓发作活动中运动神经活动可能不会表现出来，还可能进一步发展为无意识的癫痫状态，所以脑电图的监测在这种情况中是没有作用的。如果发作延迟或组织缺氧明显，就需要给病人气管插管以维持足够的氧水平。通常在发作 3min 后，使用抗惊厥特性的麻醉剂或苯二氮䓬类来中止发作。一般地，结束发作也可以使用巴比妥酸盐类麻醉剂（如甲氨蝶呤），剂量为 ECT 中作为麻醉用的一半或相同剂量。单一剂量静脉使用也可以，如果有必要的话，可以再次给予苯二氮䓬类并加大剂量，例如，安定 5 ~ 10mg 或咪达唑仑 2mg。

在这个阶段，尤其是病人有心血管情况不稳定或呼吸抑制时应该被严密监测，直到意识恢复和生命体征稳定。在紧急情况缓解后，建议对病人再评估，并找出发作延迟的原因，这些措施可能会对防止发作延迟再发生和预防后遗症有所帮助。操作者要非常熟悉这些导致发作延迟或迟缓的情况，这在第六章里有详细描述。

第三节　电抽搐治疗仪的使用

一、醒脉通 ECT 治疗仪的操作程序

（1）治疗前认真检查病人口腔内有无异物、假牙，有无松动或破损的牙齿。核对各种急救物品是否准备齐全。打开 ECT 电源开关以检查电源是否接通，设备是否接上地线。然后将两针的 ECT 刺激电线接头完全插入 ECT 治疗仪前面主板上“ECT”的两孔插座，将五针的 EEG/ECG 电线插头插入主板上“EEG/ECG”的五孔插座。检查 Dual Graph EEG/ECG 监控记录仪与醒脉通 DGX 后面板之间是否连接好。

（2）松散地在一侧手臂绑好血压带以准备监控运动性抽搐的时间。在使用肌松剂前袖带充气，使肌松剂不能到达阻断部分肌肉，以便提供可靠的观察运动性抽搐。

（3）按要求粘贴好 EEG、ECG、EMG 电极，并与相应的监控分析仪连接，注意要用酒精棉球涂擦监测部位皮肤，用干毛巾擦干后贴上电极。

（4）建立静脉通道。注意不要在绑血压带的手臂进行。

（5）安装醒脉通粘贴式电极（或金属电极）。如采用双颞侧 ECT，先用生理盐水棉签用力清洁颞部皮肤（不要用酒精），用干毛巾擦干后贴上电极，然后把电极线的“香蕉”插头插入粘贴式或金属电极的塑料电极孔中。

（6）测试静态电阻。把电源开关打开，按下黄色的“IMPEDANCE TEST”开关，观察电阻计的显示，电阻应在 100～3 000Ω，小于 100Ω 提示短路，大于 3 000Ω 可能线路接触不良，应仔细检查。

（7）使用抗胆碱能类药物，常规注射阿托品 1mg。

（8）使用麻醉药物，缓慢静脉推注丙泊酚 2.5mg/kg 诱导，直到睫毛反射消失，病人呼之不应、推之不动为止。

（9）开始给氧，用加压通气给 100% 纯氧，频率为 20～30T/m，持续到自主呼吸恢复。

（10）注射肌松剂。使用氯化琥珀酰胆碱快速静注，初始剂量为 0.6mg/kg（绝大多数成人为 50～100mg），注射后 1min 可见从脸面、口角到胸腹四肢的肌束抽动，然后全身肌肉松弛，腱反射消失，自主呼吸停止，此时为通电最好时间。

（11）插入口腔保护器。

（12）选择治疗电量。对于双颞或双额 ECT，在治疗开始时，将能量百分比（PERCENT ENERGY）设定于适合年龄的数值（如 27 岁患者设定为 25%），如果没有观察到发作，应在 30 ~ 60s 内将能量百分比设定为 100%，重新刺激。对于单侧 ECT，能量百分比均设定在 100%。ECT 电刺激开始后，记录纸便自动开始记录，在按下“START/STOP”键后记录便停止，随之打印出一份结果。

（13）ECT 术后病人需在监护室内观察 30min 后，方可送回病房。

二、5000Q 思倍通 MECT 治疗仪的操作程序

（1）按压“SPECRUM”前面板左上角的“POWER ON/OFF”（电源开关按钮）键。仪器将进行内部自检，持续约 35s，在检测期间，可听到一连续嘀嘟声，当检测完成时，屏幕上出现“CLEAR”键。

（2）按压出现在显示屏上的“LIGHT”（明亮）或“DARK”（暗）键，调整“LCD/触屏”协议，使内部自检顺序表看起来最清楚。

（3）当自检程序完成时，按压“CLEAR”键，它向系统提交“TREATMENT READY”（治疗阻抗）显示。

（4）如果要输入患者数据，按“MENU”键，出现“MAIN MENU”显示，然后按“PATIENT DATA”出现患者数据显示，按压需要使用的键，输入患者数据。

（5）将监控 ECG 电极与患者同侧额叶—乳突相连，并安置多功能监护仪（监测心电、血氧饱和度、脉搏、血压）。

（6）设定四个“STIMULUS PARAMETER”旋钮，MECT 操作医师调节所需的治疗电量，通常第一次治疗电量以年龄计算，电量 = 年龄 ×5（mC）。常用模式是固定 CURRENT（电流）800mA，PULSE WIDTH（脉冲宽度）1.0ms，然后调节 FREGUENCY（频率：一般 30 ~ 70Hz）和 DURIATION（持续时间：一般 3 ~ 6s）。

（7）麻醉患者：护士给患者建立静脉穿刺通道，医生证明通道后开始麻醉患者，按顺序推注下列药物：① 硫酸阿托品 0.5 ~ 1.0mg；②诱导麻醉：丙泊酚（得普利麻）1.5 ~ 2.5mg/kg 或依托米酯 0.15 ~ 0.3mg/kg 做诱导麻醉，缓慢静脉推注，至眼球固定，睫毛反射消失，对呼唤无反应即可；③生理盐水冲管，防止麻醉药与后推入的氯化琥珀酰胆碱发生化学反应；④氯化琥珀酰胆碱 0.5 ~ 1.0mg/kg 快速推入。可观察到患者嘴角面部肌纤维颤搐，接着可见患者肌张力下降，腱反射消失，呼吸抑制，此时全身肌肉松弛，是通电的最好时机。

（8）通电治疗。在给予麻醉药的同时要注意开始给氧，维持 SpO_2 在较高水平，当患者肌肉松弛后，插入口腔保护器。连接刺激电极，电极放置在双颞处，检测静息阻抗（100 ~ 5 000Ω）。另一医师连续按压“STIMULUS CONTROL”（刺激控制）按钮，输出刺激，发出三声短的警告声，提示刺激将开始，然后在刺激实际期间发出连续提示音。一旦连续提示音停止，松开“STIMULUS CONTROL”按钮。

电刺激后，当观察到患者面肌、眼肌、口轮匝肌出现痉挛，两下肢趾端呈伸张状态等现象时，为有效发作。去除口腔保护器，持续给氧至自主呼吸恢复。

(9) 如果有必要，重复步骤 (6) 和 (8)，再进行刺激。

(10) 当治疗过程完成时，按压显示屏上的"DONE"键，启动系统内部自检，打印最后刺激的治疗效果。

(11) 气管管理。在整个治疗过程中，麻醉师要负责病人的气道管理，对于每个病人都应该在使用肌肉松弛前确保为他们提供有效的气道管理。

(12) 给氧。从麻醉作用起效到病人恢复自主呼吸的整个过程中都应该为患者提供氧气（100% O_2，正压，呼吸节律：每分钟 20 ~ 30 次）。除了使用电刺激的时候，麻醉前给氧对心肌萎缩、身体虚弱、小发作的病人很有好处，麻醉见效后供氧对有快速血氧降低的病人是非常重要的。

(13) 脑电图监护。5000Q 思倍通治疗仪提供了脑电图纸上记录、分析和打印各指标等功能。显示屏上和记录纸上的脑电图显示 3 个时期的 EEG 发作表现：低电压高频的 β 波（第一期）到多棘波、尖波（第二期），以及频率逐渐降低直到出现多数棘慢波、尖慢综合波（第三期），最后综合波逐渐减慢，直至出现"平台" EEG。这些记录分别与病人的癫痫发作相一致。

(14) 术后监护。发作后持续气道通畅很重要，应仔细观察是否存在气道阻塞或呼吸困难；患者意识恢复过程（一般 15 ~ 30min）中容易倾跌摔伤，部分病人可能出现谵妄、兴奋或无力以及继发性呼吸抑制等，应提高警惕，重视术后监护。病人醒后生命体征无异常方可送回病房。

三、传统电抽搐治疗

不使用静脉麻醉剂和肌肉松弛剂，其治疗过程如下：

(1) 让患者仰卧于治疗床上，在第 5 ~ 8 胸椎处，垫一个小沙袋。

(2) 用 75% 的酒精擦拭需放置电极的部位皮肤，起脱脂作用。

(3) 用包裹纱布的橡皮牙垫置于患者的两侧牙齿间，并让患者咬住。

(4) 人员和保护：护理头部者，用包裹纱布的橡皮牙垫置于患者的两侧牙齿间，并让患者咬紧固定，一手的拇指和食指固定牙垫，其余的手指和手掌托患者的下颌以防牙齿的损害、唇舌的咬伤及下额脱位；另一手托住患者枕后部，并将头固定，使其不致过于后仰及摆动。两个助手分别站于患者的两侧，保护患者的肩、肘、髋、膝等关节，防止抽搐过程中出现关节脱位和肌肉拉伤。

(5) 施术者将电极板紧紧地固定在头部电极放置部位。

(6) 直流电治疗机电流量为 80 ~ 110mA，通电时间为 1 ~ 3s。原则上采用引起抽搐发作的最低电量，首次治疗应从低量开始，以后根据上次的治疗情况进行调整。

（7）给予通电治疗。通电后，即出现类似癫痫强直—阵挛发作的现象（强直期、阵挛期、意识蒙眬期及意识恢复期）。强直期一般持续10s左右，患者意识完全丧失，呼吸停止，全身肌肉处于持续收缩状态。患者可出现反张，由于咽喉部肌肉收缩，可发出尖叫，由于颌面部肌肉收缩，会出现先张口后突然闭嘴，如保护不当会导致患者的口唇舌咬伤。阵挛期一般持续30～50s，出现全身肌肉的大幅度震颤和抽搐，此时应注意保护患者的各主要关节，防止强烈的肌肉收缩导致的关节脱位。蒙眬期一般持续10～15min，个别患者持续时间更长。抽搐完全停止，表现结膜充血，有水平眼震和垂直眼震，有的患者可出现兴奋躁动。此时要防止患者跌伤和其他伤害。患者的自主呼吸一般在1～2min内恢复。为促进患者的自主呼吸恢复可对患者进行人工呼吸，并用吸痰器吸净患者口鼻处的分泌物。传统的电抽搐治疗中如电量掌握不当，患者的意识丧失不全，可能使患者产生极度的不适或恐惧感。目前传统的电抽搐治疗已被改良的电抽搐治疗逐渐取代。

第四节　电抽搐治疗术后监护

当抽搐终止时，治疗阶段也就结束了。发作后的主要任务是维持呼吸道通畅直至自主呼吸的恢复，到最后的意识完全清晰。麻醉师要持续正压给氧直到患者自主呼吸恢复，在这个时候，才能将患者转移到醒复区，并由受过训练的护理人员观察并护理到意识清晰状态。

一、治疗区的管理

生理监测应该持续到患者自主呼吸恢复、有足够的潮气量并恢复咽反射后，并且没有需要紧急医学评估或干预的不良反应，患者才可以离开治疗区转移到观察区；生命体征稳定后可以降低患者的观察级别。

二、观察区的管理

观察区患者的管理应当在麻醉医生的监督下进行，在病人出现紧急情况时要随叫随到。观察区护士要继续观察病人并给病人提供关怀和护理，使病人逐渐再适应。在患者到达观察区后至少每隔15min测量一次生命体征，及时处理各种异常情况。患者清醒并且生命体征稳定后才能够离开观察区返回病房。对于门诊病人，由陪同门诊患者的人员照顾，才可以离开观察区。在病人离开观察区之前，护士还应该询问病人是否有恶心、头痛以及其他的副反应。当出现特殊情况或需要另外一些监测时，要及时通知病房的工作人员或其他一些重要人员。如果没有治疗不当，病人在离开观察区后就可以进食。

三、发作后的谵妄

经过一次或多次治疗后，少数病人会出现发作后的谵妄或兴奋，可以分为焦虑、定向障碍、反应迟缓等。需要 5～45min 才能恢复，通常伴有健忘症。处于发作后谵妄状态时，如果病人攻击坚硬的东西，容易造成身体上的伤害。此外，病人还可能会拔掉静脉管道，难以管理。如果病人出现严重的谵妄，可能需要支持治疗或药物治疗。

为了避免病人身体受到伤害和拔掉静脉管道，应该让病人安心并稍微限制病人的行为，以便更好地保护他们。时间过长的强硬限制会加重病人的病情。尽量减少外界的干扰，恢复区应该有一个安静的环境。一般通过静脉通道用药处理这类患者，常用苯二氮䓬类镇静剂（如安定或咪达唑仑）。在病人恢复自主呼吸以后，此类药物要妥善管理，如果可能的话，在病人离开治疗区的时候就要管理好。建议初始剂量：甲氨蝶呤：20mg；安定：2.5～5mg；罗拉：0.5～2mg；咪达唑仑：0.5～1mg。应根据具体情况而定。如果静脉管道被拔掉，肌肉内注射罗拉（0.5～2mg）也可以。如果苯二氮䓬类无效，可以静脉使用氟哌啶醇（2～10mg）或氟哌利多（1.25～10mg）。

发作后谵妄在整个治疗中可能只发作一次，不会再复发；也可能在每次治疗中都会发作。当发作后谵妄已经在连续两次或以上的治疗中发作过，有可能再次复发时，一定要做好预防工作，包括在出现紧急状况前预防性地给予麻醉剂或者苯二氮䓬类，但是一定要在其恢复自主呼吸以后给药。为了防止出现紧急的发作后躁狂，建议先预防性地使用麻醉剂或肌肉松弛剂。

四、恢复后的护理

病人离开观察区后的一段时间内（通常一个小时以上），必须继续接受一定程度的恢复后护理，并且尽量满足病人的需要。这种护理的范围根据病人的情况而定，总的来说包括观察生命体征、再定位练习（如果需要的话）、治疗身体任何部位的副反应、进食、条件允许时要卧床休息。恢复后的护理可以在任何场所完成，包括观察区内或紧邻观察区、住院部病房、诊疗室等。不管哪种场所，都必须有条件能完成恢复后的监测。对于门诊病人，恢复后的护理也可以在上面提到的场所进行，并可以进行当天的治疗评估。但是最好是将评估和恢复后的护理分开，以便最大限度地让病人满意。

建议为了方便门诊病人，ECT 治疗的场所应该靠近观察区或治疗区，这样门诊病人及其家属可以在此等候。全体护士和病人治疗时的私人陪护都可以在等候区对病人进行观察。允许门诊病人离开时要参考相关标准，查看其是否满足要求，门诊病人通常可回家休息，但必须有独立活动的能力。建议病人离开时由护理人员陪同，操作人员应该要考虑这项要求。如果治疗不再继续，在病人离开以前，治疗小组的成员应该评估病人的精神运动或认知状态。标准应该是病人不需要帮助就可以安全独立地回家。还需继续进行 ECT 治疗的患者不能驾车或操作仪器。

第五节　电抽搐治疗的效果评价

一、治疗效果

开始急性或初次电抽搐治疗疗程之前，都要对每一名患者确切标准恢复期的治疗计划进行记录。突出症状的类型和程度都应当进行描述。如果治疗目标能够考虑到症状学方面的改善，将会非常有益。例如，一些精神分裂症的患者，都有相对慢性的有突出感情症状的思维疾患（如妄想症）。对于这样的患者，电抽搐治疗可以改善感情症状，而不会影响其慢性思维疾患。由于持续的思维疾患而延长电抽搐治疗疗程，会导致不必要的治疗。相比较，有情绪疾病的一些患者在抑郁症明确发作之前就表现出慢性精神抑郁症的症状。一些医生可能也不清楚抑郁症发作的好转是否跟慢性精神抑郁症的复发有关，或者电抽搐治疗是否对精神抑郁症有效。有证据表明，双相抑郁症患者和没有精神病性症状的抑郁症患者在经过电抽搐治疗之后，其剩余症状并没有不同之处。因此，对于双相抑郁症患者，如果只解决主要抑郁症发作问题就结束治疗，可能导致治疗不完整，很可能加大复发的风险。

电抽搐治疗开始后的每一次或两次治疗之后，应当由治疗医师或指定人员进行临床评估，并进行记录。为清楚急性认知方面的副作用，建议一次治疗后至少 24 小时内进行评估。对于门诊患者，应当在下次治疗之前进行评估。还要对电抽搐治疗的疾病变化的评估进行记录，包括初始症状和体征的改善，以及新症状的出现。在电抽搐治疗疗程中，抑郁症可能会转为躁狂症的情况尽管很少出现，而在这种情况之下，区分躁狂或由于情绪高亢导致的谵妄非常重要。对认知功能的系列评价将有助于鉴别诊断。

对紧张症的患者进行治疗时，电抽搐治疗前出现缄默或抗拒，将很难区别其与其他症状。紧张症状经电抽搐治疗改善后，其他精神病理学方面将得到证明，应当进行评估和记录。一些患者在电抽搐治疗之前或电抽搐治疗疗程中，可能有妄想症或幻觉，但是这些症状由于患者的保护或其他因素，很难证实。随着临床效果的提高，其他的症状将会明显，这将会影响以后的治疗。

一些医生发现当评估症状变化时，使用一个标准的等级方法非常有用。在确定是增加了治疗效果、降低了治疗效果还是达到稳定水平以及记录电抽搐治疗完成时剩余症状的程度时，全程变化的等级评分将非常有用。对于主要是抑郁症的患者，使用汉密顿抑郁评定量表（HRSD）是经常应用的方法。HRSD 的 24 项条款包含的内容将评估绝望、无助、无用的症状和接受电抽搐治疗的患者通常的特征。另一个方法为蒙哥马利抑郁等级评定。对于精神疾病患者，症状的临床评估可以应用简明精神病等级评判。青年躁狂评估可以应用于急性躁狂的患者。HRSD 之类的方法通常指导检查人员评估病人整个上一周的症状。由于电抽搐治疗的症状变化通常很快，需要经常地进行评估，因此，将检查的间隔日期减少几天将非常有益。

电抽搐治疗进行之前，临床医生的评估和抑郁症患者对抑郁程度的自我评估报告只能表现一般的相互关联。评估的结果是一部分临床医生评估为中等或严重抑郁症的患者，自我报告症状评估的级别则很低。这种评估是有一定的差异的，而这些患者则大部分表现为精神抑郁症。电抽搐治疗结束后，自我评估和临床医生的评估的符合程度将大大提高。

一些临床医生发现，一个正式的自我评估方法，在记录电抽搐治疗症状方面非常有用。另一种自我评估方法为抑郁症症状学目录（Rush 等，1985），它对临床医生评估将很有帮助。对于老年抑郁症患者，可以应用老年抑郁症评估。但是，应当指出，抑郁症程度的自我评估只是参考，它并不能替代临床医生的评估。

在电抽搐治疗进行连续治疗之前，应当确定急性治疗期后的剩余症状的类型和程度。在急性期治疗中，电抽搐治疗师应当在每次连续治疗之前面见患者，以确定其症状和认知的变化。如出现提示潜在复发的症状，应当考虑治疗频率或技术的改变。

二、不良反应

（一）认知变化

电抽搐治疗对认知的影响，尤其是定位和记忆，应当在电抽搐治疗疗程中或电抽搐治疗疗程结束后，根据客观发现和患者自述进行评估。确定认知功能的一个基线水平应当在电抽搐治疗开始之前进行。整个电抽搐治疗疗程中，至少每周要进行一次评估。正如治疗变化评估一样，为避免急性反应的影响，建议电抽搐治疗结束后至少 24 小时之内进行认知评估。

认知功能评估包括床前评估和正规神经心理学检测。任何一种形式，认知功能评估都应当至少包含定位功能评估、前瞻性记忆缺失和回顾性记忆缺失的评估。对于床前和正规评估，都应当确定三个领域（人、空间和时间）的定位。非正规的前瞻性和回顾性记忆缺失评估可以通过与患者讨论最近和久远过去的事件进行（例如，有关面谈日期的事件，最近的旅行或特殊事件，个人细节的记忆如住址或电话号码）。

如果在电抽搐治疗疗程中定位或记忆功能明显地减退，出院时仍没有解决，应当为以后的认知状况制订计划，并确定评估间隔期。一般来说，认知功能将在电抽搐治疗疗程结束日明显恢复，应当向患者保证很可能出现这种情况。

尽管有些患者相对于电抽搐治疗之前评分提高，他们可能也不会完全达到发作之前的认知功能水平。该差异可成为长期存在认知缺陷的基础。此外，样本建议的程序只能限制一些认知功能，例如，深思熟虑学习和信息的记忆。患者还可能有临时性学习的缺陷。而且，建议的程序关注文字记忆，尽管右单侧和双侧电抽搐治疗都可能产生非文字内容的记忆缺陷。

（二）其他不良反应

在电抽搐治疗疗程中，任何新的风险因素的出现或在电抽搐治疗前这些因素显著恶化，都应当在下一次治疗之前进行评估。当这些情况改变了电抽搐治疗的风险时，应当签订特殊知情同意书，并记录讨论的结果。患者对电抽搐治疗的抱怨应当充分认真重视。参加治疗的医师和电抽搐治疗小组的每一名成员都应当讨论患者的抱怨，尽力找出原因，以确定是否要进行改进。

第六节　电抽搐治疗的频率和次数

一、电抽搐治疗的频率

在美国，电抽搐治疗的频率是恒定不变的，每周 3 次。而在英国，则每周 2 次。对这两种治疗频率的优劣比较中，McAllister 等（1987）研究时发现，每周 2 次的治疗（平均6.5 次）与每周 3 次的治疗（平均8.9 次），均采用单侧式电抽搐治疗时，抗抑郁的效果是一致的。6.5 次电抽搐这一数据是在英国 80% 的医疗部门进行每周 2 次治疗计划的调查时计算出的中位数。英国和美国的这种差异反映了在精神科治疗领域里的一些国情特点，实践似乎比理论上的差异重要得多，美国人更加重视结果，而英国人则喜欢有较多治疗间的闲暇时间。在英国，要使治疗得到充分的效果，就必然要花费较多的时间，患者的经费负担可能加重。但是，由于电抽搐治疗疗程中的间隔较长，累计性记忆力损害的可能性就较小，这点又有利于患者，至少在英国研究施行双侧式电抽搐治疗的结果是这样。在美国，由于相关诊断组（diagnosis related groups）的出现，决定了由第三者赔付的方式，所以要使美国人接受较有节制的治疗频率相当的不容易，只是有点遗憾，因为对电抽搐治疗理想的频率还是应当去客观地评价，不应当受其他人为因素的干扰。McAllister 等（1987）研究发现，单侧式电抽搐治疗如果将每周 3 次改为每周 2 次的话，频率正好合适，不良反应最小，还会减少患者出现的视觉性记忆功能障碍。

单右侧式或双前额式电抽搐治疗的频率和次数可以更快和更多些。因为这两种治疗方式本身就可以减少对记忆和认知功能的影响。Abrams（1967）研究表明，如果进行单右侧式电抽搐治疗的话，一个疗程可以治疗 20 次，除星期日以外每天都可以治疗，不会导致明显的记忆障碍。这一结果后来被 Stromgren（1975）的研究证实了。Abrams 和 Taylor（1973）报道了采用双前额式电抽搐治疗时，一个疗程治疗 8 次，每天都治疗，结果与上相仿。但是，单侧式电抽搐治疗每天都治疗的方案一直未被广泛采纳。

对于一般精神科医生而言，在一较短的时间内，比如说在一天当中施治 2 次的治疗还是比较少见的，这种情况对患者躯体可能会增加一些不良影响，但对于谵妄性躁狂、有强烈自杀症状群的抑郁症、紧张状态的患者可以考虑。也可以在一单独的时间里连续进行 2 次双侧式电抽搐治疗，如对上述几种难治性症候，可以在间隔 1 ~ 2min 后再诱发一次抽搐发作，目的在于加快疗效的产生。曾经有研究人员对单侧式电抽搐治疗的次数和频率做过调查，发现可以连续施治 22 次之多。

二、电抽搐治疗时所需要的次数

对一名患者进行一个疗程的电抽搐治疗，总次数应该为多少，受诸多因素的影响。如诊断是否正确、对起效时间的快慢要求、以往对电抽搐治疗的反应程度、目前疾病的严重程度、已经接受的治疗反应效果如何等。在实践中，临床医生能够权衡这些变化因素，随着治疗过程患者病情的改善情况而相应地处理这些问题。对一名不能表现出预期治疗反应的患者，需要专门去确定最多治疗次数是非常困难的事。对一名重症抑郁症的患者来说，在已经接受了 12 次电抽搐治疗之后，如果其所有的临床症状在总体上都获得了良好反应，再增加治疗次数并未使剩余的 1 或 2 个症状有所改善的话，就应当停止治疗了。只有极罕见的抑郁症（大约占 1/20）在接受一个疗程的治疗后需要得到临床上的进一步改善，次数可能就会超过 12 次。在已经进行了 12 次电抽搐治疗之后，如果效果不明显的话，需要继续治疗还是终止治疗呢？一般来说，要慎重考虑并停止治疗，再观察几天，或许附加其他治疗方案是比较明智的。

躁狂症可能要求治疗的次数多于忧郁症。对于大多数躁狂症患者而言，要获得满意的疗效则需要进行 8 ~ 12 次的电抽搐治疗，只有罕见的病例需要进行 16 次以上的治疗。

紧张症往往在接受头几次治疗之后，就可获得戏剧性改善，假如在这时停止了治疗，则极有可能复发。因此，对于紧张症的患者而言，应继续治疗 6 ~ 8 次，但是这种紧张症往往多属于抑郁性木僵。

在获得最好效果之后再巩固进行 2 次电抽搐治疗并未被证明是可取的方案。研究人员发现，在治疗后已经获得完全康复的患者与康复后再附加 2 次电抽搐治疗的患者间，2 周、6 周以及 12 周时改善状况均无差异。

第七节 电抽搐的维持性治疗

不是所有的疾病都靠简单的药物治疗就可以获得永久性的缓解。而且大多数的药物治疗还包含几个治疗阶段，比如分急性阶段的治疗和维持阶段的治疗，有的疾病还有康复阶段的治疗。例如使用三环类抗抑郁剂治疗忧郁症时，没有 1 例仅用药物治疗在获得临床症状改善或康复后（一般来说，这一治疗阶段约需要 6 个月）就可考虑立即停止药物治疗。如果停药较早，在 6 个月内的复发率相当高，约 30% ~60%。如果在接受了一个有理想效果的电抽搐治疗之后，维持使用碳酸锂或三环类抗抑郁剂的话，这种复发率至少可下降 2/3。对于单相或双相情感障碍的患者来说，在电抽搐治疗后 4 ~6 个月中，可使用阿米替林进行有效的维持治疗，阿米替林用量为 150 ~ 200mg/d；或者使用碳酸锂，将其血药浓度水平维持在大约 1. 0mE/L，也要持续 4 ~6 个月（如果以往该患者用锂盐预防过抑郁性疾病的复发，则此时所需要的时间还要长些）。当然，这些方法中任意一种都存在失败的可能性，病情还是有可能复发。

对于接受了一个常规电抽搐治疗疗程，并且已经获得明显疗效的患者，以及以往已有过接受药物治疗失败的经历或者是无法耐受药物副反应的患者，可以考虑采用电抽搐治疗进行门诊维持治疗的方案。门诊维持性电抽搐治疗的目的是既要维持患者疾病的缓解状态，又要掌握治疗频度不至于出现累积性记忆丧失，因此理想的操作方式应选择单右侧式电抽搐治疗，在维持阶段中应予以初始试探性电刺激电量的治疗，而不要考虑用早先诱导抽搐发作的较大刺激电量。单右侧式电抽搐治疗的优点，在前面的几章中已经论述，即不会产生有临床意义的记忆障碍。

由于在精神科临床上广泛使用了碳酸锂，并由此产生的预防复发作用，使得双相性和单相性情感障碍的复发率明显降低。因此采用电抽搐进行维持治疗的作用价值有所减低。有关采用电抽搐作为维持治疗的研究断断续续已有三十余年的时间了，最近，又有一系列的无对照组设计的研究报告，证实了维持性电抽搐治疗对那些接受电抽搐治疗后6个月期间，尽管给予了充分的药物维持治疗而病情仍复发的情感障碍的患者有效，这类患者约占10%～15%。所有的这些病例报道以及回顾性研究，包括一些文献资料都显示运用维持性电抽搐治疗效果良好，都认为需要进一步进行前瞻性研究，同时还应将药物治疗的效果与电抽搐治疗的效果进行比较性研究。

也听到过一些令人难以置信的情况。Kramer（1980）提到了一位医生为一名患者施行了累计大约2 400次的维持性电抽搐治疗的情况。据说还可以继续进行治疗而不会有任何的问题，很值得怀疑其真实性。不过，应当注意不能将维持性电抽搐治疗在临床上滥用。维持性电抽搐治疗，正如精神分析一样，不应当成为永无止境的、没完没了的一种治疗方法，这样做只会给患者带来治疗本身的副反应超过了治疗效益的结果。如果治疗方法还是采用双侧式电抽搐治疗，就可能会出现严重的、持续性的认知功能障碍。目前大多数的临床医生的看法是：在欲运用维持性电抽搐治疗超过1年以上或对患者进行电抽搐治疗12次以上的方案时，在运用之前，都应当先寻找一下是否存在其他可行性治疗方案。

一种临床上比较常用的维持性电抽搐治疗方案是在首轮成功的治疗疗程结束之后，将治疗的频率转换成每周1次，连续3周，然后每间隔1个月治疗1次，直到6个月。有的患者间隔1个月治疗1次效果维持并不理想，此时就应更换成每间隔3周治疗1次。很少进行每间隔2周治疗1次的。因为后者的治疗方案只针对采用单侧式电抽搐治疗的患者，可以连续治疗2或3次之后，再降低抽搐频率。

接受维持性电抽搐治疗的患者，治疗上的安排与住院患者一样，要注意提醒患者在治疗的当天不进食早餐。虽然他们有可能来医院的时候是单独来的，但是离去时必须要有人陪同。有许多患者在接受维持性电抽搐治疗时，治疗的当天在治疗完毕后，还要回去上班，尤其是接受单右侧式电抽搐治疗的患者或间隔1个月治疗1次的患者。如果离开医院没有陪护的话，无法确保在路上的安全性。一定要做好维持性电抽搐治疗时的记录工作，可以记录到患者的门诊病历（或图表）上。那些已经为首轮治疗进行了实验室检查的患者，在维持性电抽搐治疗期间仍然需要进行必要的实验性检查。

第八章　麻醉技术在电抽搐治疗中的应用

电抽搐治疗技术在精神科治疗领域历经了半个多世纪，至今仍为一种经典的、行之有效和安全便捷的治疗方法，在改善精神症状方面有着其他方法无可替代的作用。20 世纪 70 年代以前临床上所采用的电抽搐治疗是在无麻醉诱导和无肌肉松弛的基础之上进行的，也就是所谓的传统电抽搐治疗技术。由于其在治疗之前的瞬间患者的意识是存在的，患者对治疗时所带来的痛苦体验十分深刻，而且副作用多，如骨折、呼吸道综合征和心血管系统并发症等，故治疗范围狭窄。近 30 年来，随着人们对电抽搐治疗的进一步认识，在欧洲国家已经基本上淘汰了传统式的治疗手段，以改良性电抽搐治疗（MECT）取而代之，即在全麻醉状态下进行危险性最小的医学操作。治疗前的诱导可以缓解患者对治疗的恐惧感，肌肉松弛剂的运用大大减轻了治疗对躯体的不利影响，改良电抽搐治疗全过程中的医疗氛围充满了人道主义关怀，更为重要的是电抽搐治疗所带来的非常可靠的治疗效果等，都是至今人们对电抽搐治疗技术兴趣始终保持不衰的原因。

现代电抽搐治疗中的麻醉处置方法有其特殊性。电击前后的生理学变化、精神科药物与麻醉药物的相互作用、全麻药对于电抽搐阈值的影响、苏醒期血流动力学的改变等，使其与手术室的日常麻醉工作有所不同。为了使精神科临床工作人员对治疗过程中的麻醉技术有一个初步的了解，本章重点介绍麻醉前的评估及使用方法，意在使医生在临床实践中对电抽搐治疗中所运用的麻醉技术的基本要点加以注意。

第一节　电抽搐治疗麻醉前的评估

改良电抽搐治疗是全麻下危险性最小的医学操作，但仍然有一定的风险，为了减少医疗的风险，治疗前我们必须进行术前评估。

一、麻醉前评估的基本程序

（1）访视病人或参加术前讨论。麻醉前一日到病房访视病人及进行必要的检查。除麻醉前病房访视或通过门诊进行麻醉前评估外，必要时麻醉医师应参加治疗前讨论。

（2）熟悉病史，进行体检。病史包括现病史、药物史、过敏史、麻醉史、过去病史、家族史等。

（3）查看必要的实验室检查。

（4）进行麻醉风险的评估。

（5）确定治疗前并存疾病的治疗。其包括各系统内科疾患的治疗，重点是与麻醉密切相关的心血管系统疾病如高血压、心功能不全等，呼吸系统疾病如肺部感染，及内分泌系统疾病如糖尿病、甲亢等。内科疾患的治疗可以由内科专科医师实施。

（6）治疗前确定麻醉方案。由麻醉医师根据以下内容确定病人治疗前用药的种类及剂量：①病人的全身情况；②治疗前病人的用药情况；③综合 MECT 精神医师的意见。

（7）准备麻醉用具和急救药品。麻醉医师根据治疗前访视所掌握的情况及拟实施的麻醉方案，应全面准备麻醉用具和急救药品，准备及安置必要的监测装置，这是提高麻醉安全性的重要步骤。

改良性电抽搐治疗的麻醉在麻醉科外进行，要求急救设施齐全。其基本配置应包括多参数生命体征监护仪、麻醉咽喉镜、负压吸引器 1 台、气管导管、牙垫、口咽通气管以及各种急救复苏常用药品等。

二、术前评估内容与注意事项

（一）麻醉前访问病人与术前准备

（1）麻醉医师可通过与病人交谈，消除病人顾虑和紧张情绪，增加病人的安全感和信任感，这对麻醉的顺利实施是十分重要的。

（2）术前访视的另一个重要内容就是取得病人家属的书面签字。

（3）术前禁食、禁水，成人 8 小时。由于精神疾病患者可能无法提供可靠的病史，此时需要医护人员或家属协助提供必要的病史，保证麻醉前的禁食。

（二）病史和体检

（1）询问病人病史。主要是与麻醉问题有关的家族史，包括卟啉症、恶性高热、高脂血症、血友病、畸形、肌营养不良。个人史包括吸烟、饮酒、过敏史、病毒感染及过去麻醉手术史。

（2）在全面体检的基础上重点检查：①血压；②口腔及咽部：询问牙齿是否有问题，做一个简单的口腔检查，看是否有牙齿的松动和脱落，注意是否有假牙和其他一些器具（这些也是评估的重要内容）；③眼部的检查；④心肺听诊；⑤脊柱；⑥病人活动情况。

（3）根据常规的病史和体检，麻醉医生常可对病人的一般状态作出正确的估计，一般评估的信息主要包括：

基础代谢率（%）=脉率+脉压-111，正常值±20%以内

电抽搐治疗前药物的使用：

①激素、抗高血压药、洋地黄可应用到术前。

②抗凝药、阿片类，术前应停用。

③抗抑郁药的使用。绝大多数接受电抽搐治疗的病人都在服用三环类抗抑郁药、单胺氧化酶抑制剂等药物，也可能正在服用治疗并发症的药物。三环类抗抑郁药在神经末梢突触前阻断儿茶酚胺的吸收，而导致循环中儿茶酚胺升高，如合用拟交感神经药如麻黄碱可致病人发生剧烈的血压升高。三环类药物有抗组胺、抗胆碱能和镇静作用，能使心脏的传导减慢，与中枢性抗胆碱能药物阿托品合用，会增加术后谵妄的发生率。单胺氧化酶抑制剂阻断单胺氧化酶，减慢去甲肾上腺素、5-羟色胺和多巴胺的代谢，导致神经递质在神经末梢蓄积，间接作用的拟交感药能导致严重的高血压危象，直接作用的拟交感药也能通过释放蓄积的神经递质加速高血压危象的发生。这些病人如发生低血压，须小量谨慎地使用拟交感药物。单胺氧化酶抑制剂会抑制肝微粒体酶的活性，还会与阿片类药物发生相互作用产生过度的意识抑制，与哌替啶合用时可能会导致严重的甚至是致命性的兴奋现象，所以麻醉时禁用哌替啶。单胺氧化酶抑制剂与巴比妥类也有协同作用，应减少诱导剂量。三环类抗抑郁药和单胺氧化酶抑制剂的过度升压反应可致高血压危象，有人提出其在治疗时会加速发生高血压危象，但对治疗前是否应停药仍有争论。

④锂盐的治疗。锂用于治疗躁狂抑郁症及抑郁症复发患者，其作用是阻断细胞膜 Na-K 泵，干扰 cAMP 的产生。锂可使脑电图发生改变、肌松药作用时间延长，当锂浓度超过治疗浓度时，会延长苯二氮䓬类和巴比妥类药物的时效。服用锂剂的病人在电抽搐治疗后认知障碍的发生率较高。

（4）ASA 分级情况：Ⅰ. 正常健康。Ⅱ. 有轻度器质性疾病。Ⅲ. 有严重器质性疾病，肺活动受限，尚未丧失工作能力。Ⅳ. 有严重器质性疾病，已丧失工作能力，经常面临生命威胁。Ⅴ. 生命难以维持，24 小时的濒死病人。

（5）骨质疏松症和其他导致骨质脆弱的疾病。

（6）电抽搐治疗可致眼内压升高，对视网膜脱离病人不利。

（7）其他的禁忌证还包括妊娠、长骨骨折、血栓性静脉炎。

（三）必要的实验室检查

对于 MECT 治疗病人，做全面的实验室检查是没有必要的，目前对术前实验室检查的常规要求包括：

（1）血液分析是术前每个病人的必要检查，一般要求 160g/L > Hb > 80g/L。

（2）检查血电解质。特别是离子的测定，高钾血症的病人会因为一过性的琥珀酰胆碱伴随的高钾增加对心脏的毒性，低钾血症则会延长 ECT 治疗后麻痹或呼吸暂停的时间，因此必须在治疗前予以纠正。低钠血症会引起自发性发作，必须在 ECT 治疗前予以纠正，尤其是急性或重症低钠血症。脱水在使用 ECT 的病人中也常遇到，并会关联到其他电解质的失衡，尤其是高钠或高钾。脱水可以导致电休克发作阈值的增高，但这一观点还未得到进一步的证实。电解质的失衡较常发生在肾透析的病人身上（Pearlman 等，1988），如果可能，尽量将 ECT 安排在透析后的第二天，以便充分地监测和调整电解质的浓度。

（3）肝功能、肾功能、心功能检查。

（4）胸片检查。

（5）心电图检查。

尽管目前还没有数据表明电抽搐前评估和首次治疗之间的最适宜间隔是多长，但原则上治疗前评估在时间上应该越靠近治疗越好。由于要进行特定的会诊、实验室检查、病人和相关人员的沟通，以及其他的一些因素，评估需要几天的时间来进行。治疗小组应充分考虑到这段时间病人状况有可能发生的一些改变，从而进行进一步的评估。

（四）麻醉风险评估

麻醉医师治疗前的估计应经常考虑两个问题：①病人是否在最佳身体状态下接受麻醉？②治疗给病人健康带来的好处是否大于因并存疾病所致的麻醉手术的风险？

可能导致治疗病人术中、术后并发症和死亡率增高的危险性因素，按其重要性列举如下：

（1）临床评估 ASA 超过Ⅲ级（不同 ASA 状态时麻醉手术死亡率见表 8－1）。

表 8-1 不同 ASA 状态时麻醉手术死亡率

ASA 分级	死亡率（%）
Ⅰ	0.1
Ⅱ	0.2
Ⅲ	0.3
Ⅳ	0.4
Ⅴ	0.5

（2）心衰。

（3）心脏危险指数 >25 分（Goldman 心脏危险指数见表 8-2）。存在近期心肌梗死、充血性心衰、瓣膜性心脏病或胸主动脉瘤等心脏或心血管疾病，可能在电抽搐治疗前需要治疗或请心血管医师会诊，以免病情恶化；近期心血管意外病人应在发作 3 个月后进行手术。

表 8-2 Goldman 心脏危险指数

危险因素	评分
第三心音或颈静脉扩张	11
6 个月内心肌梗死	10
非窦性节律或房性早搏	7
胸、腹或主动脉手术	3
年龄 70 岁以上	5
主动脉狭窄	3
急诊手术	4
下列任何一项不正常：	3
PaO_2 <8kPa	
$PaCO_2$ >6.5kPa	
K^+ <3.0mmol/L	
HCO_3^- <22mmol/L	
Urea >7.5mmol/L	
肌苷 >270mol	
SGOT 异常或慢性肝病	

注：6 分以下：心脏病死亡率 0.2%；6～25 分：心脏病死亡率 2%；25 分以上：心脏病死亡率 56%。

（4）肺部疾病及胸片证实的肺部异常。

（5）心电图异常。

（6）进行电抽搐治疗可使嗜铬细胞瘤病人高血压危象的危险性增加，故一般不进行电抽搐治疗；起搏器和植入性电复律去颤器一般不受电抽搐治疗的影响，但在治疗前应请心脏科医师会诊。

（7）对于颅内肿瘤病人，有引起颅内压升高和脑疝的可能，电抽搐治疗需待手术后进行。

（五）需要推迟 MECT 治疗的常见因素

（1）急性上呼吸道感染。

（2）共存疾病。

（3）进食或饮水。

（4）没有书面签字的手术病人。

（5）必要的实验室检查缺乏。

（六）术前用药

应该强调麻醉医生的术前访视，可以说是最佳的“安慰剂”，但常规合理应用术前药是保证麻醉诱导安全平稳的重要环节。术前用药的目的包括：

（1）减少分泌物，主要应用抗胆碱能类药物。

（2）减少术后恶心、呕吐，可应用胃长宁。

第二节　麻醉操作技术

为了防止精神和躯体伤害的发生，电抽搐治疗须使用麻醉和肌松药。在电抽搐治疗的病人中常发现有食管反流和裂孔疝，治疗前服用枸橼酸钠、抗组胺药或胃复安可能有益。电抽搐治疗的麻醉要求使病人遗忘、气道保持通畅、预防抽搐所致的身体损伤、减少血流动力学改变及苏醒平稳迅速。由于电抽搐治疗常需要进行多次，完整的记录有助于保证以后施行麻醉时更加合理和安全。

标准的监护包括心电图、无创血压和脉搏、氧饱和度。在麻醉前使用不通过血脑屏障的胃长宁能减少电抽搐治疗导致的心动过缓及唾液分泌过多。在充分给氧去氮后，静脉注射麻醉药和肌松药，当达到充分肌松、并用纯氧通气后，开始电刺激诱导惊厥。如果病人患有裂孔疝或难以进行面罩通气时，应做气管插管。由于缺氧和高含量二氧化碳会缩短痉挛发作的时间，影响疗效，所以必须保证足够的通气量。外周的痉挛也可用肌电图监测，一般使用一只血压表袖带在注射肌松药前阻断一侧肢体的循环，以观察抽搐时间。中枢的惊厥需用脑电图监测，中枢惊厥的持续时间可能比外周长。首次电抽搐治疗可能会多次刺激，需要补充麻醉或肌松药。治疗后面罩通气直至病人清醒能维持充足的自主通气，如果发生持续的心动过速或严重高血压，则需要药物治疗。部分病人在电抽搐治疗后可发生氧饱和度下降，常规鼻导管给氧直至完全清醒即可。

巴比妥类药物是电抽搐治疗最常用的麻醉药物，如硫喷妥钠 1.5～3.0mg/kg 静脉注射，但心动过速和高血压多用异丙酚麻醉；依托咪酯也用于麻醉诱导，但可能延长抽搐时间；苯二氮䓬类可能会导致惊厥时间明显缩短。肌松药用于防止抽搐时的损伤，琥珀酰胆碱应用最多，亦可用短效非去极化肌松药。琥珀酰胆碱用量为 0.5～1.0mg/kg，达到预防抽搐损伤的最小量即可。

艾司洛尔和拉贝洛尔都能有效地控制电抽搐治疗后的高血压和心动过速。有证据表明艾司洛尔可缩短惊厥的时间。由于高血压、心动过速和室性早搏常是自限性的，一般不主张常规使用艾司洛尔或拉贝洛尔。

电抽搐治疗可能在几周甚至几个月内重复进行，须对使用的麻醉和肌松药进行精确的记录。为了使病人在刺激后产生预计的效果，每次麻醉应尽量保持一致性。病人对治疗的反应，如心律失常，以及对 β－受体阻断剂的反应，对以后的治疗也可提供参考。

第三节　常用的静脉麻醉用药与方法

改良性电抽搐治疗选择麻醉剂应具备的条件为：

（1）适用范围广，安全，效果肯定，可用于重症病人。

（2）麻醉作用迅速而平稳，作用时间短，苏醒快而完全，无不适感。

（3）诱导过程中血流动力学稳定，无心血管并发症。

（4）即时使用，无须溶解或稀释。

（5）效价高。

一、硫喷妥钠

（一）理化性质

硫喷妥钠中加入6%无水碳酸钠作为缓冲剂，用于麻醉诱导，使用时用0.9%氯化钠或注射用水配制成2.5%硫喷妥钠溶液。缓冲剂的作用是在大气环境下保持巴比妥酸盐溶液为适当的碱性（pH值为10~11），碱性可防止产生游离酸而沉淀。所以制剂不能用乳酸钠林格注射液稀释，也不能与酸性溶液相混合。在注入硫喷妥钠后，间隔30s自同一静脉再注入肌松药可避免发生沉淀。

硫喷妥钠是淡黄色、非结晶粉末，味苦，有硫臭气味。2.5%~5%水溶液的pH值为10.6~10.8，呈强碱性，2.8%水溶液为等渗，安瓿内充以氮气，以避免吸收二氧化碳形成游离酸。水溶液不稳定，一般可保存24~48h，在冰箱内能达1周。此药的杀菌与抑菌作用可能与其pH值较高有关。

（二）作用机制

γ-氨基丁酸（γ-aminobutyic acid，GABA）和巴比妥类最可能的作用点是在人体中枢神经系统内。GABA是主要的抑制性神经递质，其受体是一种低聚物的复合体，至少含有5个蛋白亚单位，集合形成GABA受体及其相关的氯离子通道，以及巴比妥酸盐、苯二氮䓬类、甾类与印防己毒素结合点。GABA受体的激活可使氯离子经过离子通道的电导增强，使神经细胞膜产生高极化状态，因而抑制突触后神经元的兴奋性，所以将GABA受体称为配位体闸门的氯离子通道。巴比妥能增强和模拟GABA的作用，当与受体结合后，此类药物可减少GABA与受体的离解，同时能使氧离子通道开放的频率和时间延长。给予稍高于临床浓度的巴比妥类药物，甚至在无GABA时，也能直接激活氯离子通道，巴比妥能增强GABA的作用，故出现镇静与催眠效果；在稍高浓度时的拟GABA作用，可使此药产生麻醉作用。

（三）药代动力学

1. 分布与清除

静脉注射后经过1次臂—脑循环时间（约10s）便能发挥作用。这是因为此药具有很高的脂溶性，与中枢神经系统有特殊的亲和力，且脑血流丰富。由于此药脂/血分配系数很高，且很少离子化，故易于透过血脑屏障，作用于中枢神经系统。

硫喷妥钠在体内的分布，大致分成三个阶段：

第一阶段：静脉注射后很快与中心静脉血混合，首先到达血流灌注丰富的内脏器官。注药1min，55%（亦有报告90%）的药物便已进入只占总体重6%的脑、心、肝、肾等组织，28%进入肌肉等组织，脂肪吸收5%，而血浆只剩12%。药物在体内的分布借助于血流和在组织中的分子扩散作用，这与组织血流灌注程度、药物亲和力以及药物在血液和组织中的浓度有密切关系。血液灌流量多而组织容量低的脑组织很快与血中高浓度的硫喷妥钠达到平衡，于是进入麻醉状态。

第二阶段：药物由于浓度差，经血流再分布于血流灌注少而缓慢，但组织容量大的肌肉、结缔组织、骨骼和皮肤内，使脑中药物浓度迅速减少。注药后半小时，只有5%药物存留于脑等内脏器官，脂肪的含量升高至18%，而肌肉等组织内高达75%～80%。这一再分布过程使约80%的药物由内脏器官转移到肌肉等组织。其速度很快，以致脑内浓度峰值仅能维持5min，20min时脑内仅剩1/10，30min时，脑内浓度峰值的96%已转移出去。肌肉中浓度达到高峰时，脑内浓度已显著降低，于是病人很快苏醒。所谓超短作用时间，并非因其在体内迅速破坏或排泄的关系，而是由于再分布的结果，故称为速效巴比妥类药较为确切。

第三阶段：这一阶段为脂肪摄取阶段。脂肪组织血流贫乏，开始时分布极少。药物由内脏器官向肌肉转移时，其含量也随之增多，约在2.5～6h浓度达到峰值，这时肌肉中的浓度反而显著降低。约经历8h，体内达到平衡时，脂肪中含60%，内脏中含4%，除已代谢外，其余在肌肉等组织内。硫喷妥钠的亲脂性虽很强，但脂肪的血流灌注少，故其含药量在初期并不多，直到中枢神经系统药效减弱时才逐渐升高。储存在脂肪中的硫喷妥钠再缓慢释放出来，使病人苏醒后又有较长时间的睡眠。由此可知，脂肪丰富的病人，麻醉后期体内蓄积量多。在计算硫喷妥钠诱导量时，肥胖者应与同龄正常体重者相同，而不应绝对按体重计算，否则会导致脑和呼吸、循环系统的严重抑制。低血容量的病人，药物在血浆内稀释程度低，又因肌肉血管代偿性收缩，故进入脑内药物浓度高，且向肌肉转移减慢，于是脑/心抑制加重，这类病人应禁用或限量用硫喷妥钠。

采用间断注射或持续静脉滴注硫喷妥钠时，在体内的分布状况与单次静脉注射完全不同。在血液、脑和其他器官内的浓度很容易达到平衡，难以从脑和血液内移出硫喷妥钠。这种变化导致消除减慢，半衰期延长。所以连续滴注法容易过量，且苏醒时间延长。

2. 代谢与排泄

硫喷妥钠除微量（0.3%）通过肾脏原形排泄外，大部分在肝内被微粒体酶所代谢，肌肉也参与部分代谢。这说明肝脏对硫喷妥钠代谢有重要作用。硫喷妥钠麻醉后，神志完全恢复至少需8h，24h内不能做驾车等精细动作。其代谢产物经肾脏和消化道排泄，一般需6～7d。

（四）药效学

1. 中枢神经系统

硫喷妥钠的中枢作用部位主要是大脑皮质和网状结构，抑制后者的上行激活系统，降低皮质的兴奋性，并直接影响皮质的多突触传导；对小脑、前庭和脊髓的抑制作用弱。静脉注射后15～30s神志消失，约1min可达其最大效应，睡眠约15～

20min 初醒后，睡眠可再持续 3 ~ 5h。脑电图的变化类似自然睡眠，由清醒状态时的 α 波形渐变为高幅、低频的 δ 和 θ 波，直至出现暴发性抑制，最后呈平台状，恢复正常需要 48h。硫喷妥钠对脑氧代谢率（cerebral metabolic rate of Oxygen，CM-RO_2）呈剂量依赖性抑制；当脑电图呈平台状时，抑制达最大限度（55%）。此反映神经元的需氧量减少，而不是代谢的抑制。脑血流与颅内压呈平行性下降，前者约减少 48%，后者可降低 50% 左右。若用药发生呼吸抑制，由于二氧化碳蓄积和脑血流增加，反而使颅内压升高。此外，硫喷妥钠可提高大脑皮质神经元的兴奋阈，故有抗惊厥作用。

2. 呼吸系统

硫喷妥钠等巴比妥类药对呼吸中枢有明显的抑制，其程度和持续时间与剂量、注药速度、术前用药有密切关系。呼吸的频率与深度均受影响，但主要是潮气量减少，此点与阿片类药不同，后者主要是呼吸变慢。硫喷妥钠诱导时呼吸暂停有时能持续 30s，因常继续给肌松药施行控制呼吸以便气管内插管，故对此多不介意。尽管呼吸在数分钟内能恢复正常，但高碳酸血症与低氧血症可持续较长时间。麻醉后，呼吸中枢对二氧化碳的敏感性降低，以致在深麻醉时呼吸的维持不得不依靠缺氧对颈动脉体和主动脉体的刺激，反射性地使呼吸恢复。麻醉深至此反射也受抑制时，呼吸便完全停止。经给氧后，缺氧虽改善，但控制呼吸应稍停数十秒钟，待呼吸中枢的敏感性恢复和体内二氧化碳足以使其兴奋时，自主呼吸才能恢复正常。

呼吸的变化受多种因素的影响。如阿片类药物能加重呼吸抑制，并进一步降低呼吸中枢对二氧化碳的敏感性。病情危重和心、肺功能受损的病人以及婴幼儿，呼吸抑制的发生率高且严重，应视为相对禁忌证。硫喷妥钠麻醉时，手术刺激可使呼吸加深、增快，有时出现肢体挣扎；停止操作后，呼吸迅速变浅，甚至通气量也不需要监测。若试图增加剂量来消除疼痛反应则具有危险，必然导致呼吸严重抑制。因此，硫喷妥钠并不是理想的全麻药，仅能用于麻醉诱导，或与其他镇痛性强的麻醉药如氧化亚氮联用。

硫喷妥钠诱导后唾液分泌增多的现象很少见，支气管痉挛或喉痉挛则更少。这种副作用常是在浅麻醉下施行气管内插管，或置入通气道与喉罩时引发的，因此时喉反射与气管反射不受抑制。若与等效量的丙泊酚相比，硫喷妥钠诱导后喉反射更为活跃。既往认为支气管哮喘病人不宜用硫喷妥钠，现知是安全的选择。但不像氯胺酮，此药并无支气管扩张作用。

3. 循环系统

硫喷妥钠麻醉时对循环系统有明显的抑制，其对心血管的影响主要是静脉系统扩张与末梢循环淤血，同时心脏收缩力抑制，但其程度较挥发性全麻药轻。对心肌收缩力的抑制可能与经心肌细胞的钙转运被阻断，或与一氧化氮通路改变有关。硫喷妥钠等静脉麻醉药可减弱神经元一氧化氮合成酶的活性并干扰经肌纤维膜的钙流入，减少肌浆内的钙释放，抑制由心肌细胞内钙离子释放通道因子（ryanodine）

诱发的肌浆内钙的流出，从而使心肌收缩力降低。

静脉注射后心率稍增快。进入麻醉状态后，收缩压与心脏指数明显下降，深麻醉时可下降25%左右，说明心排血量不同程度地减少。每搏量较心排血量所受的影响尤为明显，与代偿性心动过速有关。随着麻醉的加深，平均动脉压逐渐降低，而且注射速度越快，下降的幅度越大。即使小剂量也可能造成明显的循环抑制，故应特别注意给药速度。

心肌耗氧量因心率增快而增加。当主动脉压相对无改变时，冠状动、静脉氧差保持正常，这是因为冠状血管阻力与心肌血流的增加成比例地降低。但当动脉压明显下降时冠状血流减少，对于心肌供血不全或心动过速的病人不宜采用硫喷妥钠麻醉。高血压的患者，不管是否经过治疗，此药的降血压作用都较正常血压的人明显，曾应用β-受体阻断药者可能加重低血压。心肌应激性一般不受影响，麻醉时偶有心律失常，主要是缺氧和二氧化碳蓄积的缘故。

循环系统的变化是因药物对心脏，尤其对左心室的直接抑制和对延髓血管运动中枢的影响。血压下降的原因，一方面是心排血量减少，另一方面是交感神经受抑制而使周围血管扩张、血液由中央区分流到末梢的结果。一般病人可通过脑、肝、肾等内脏血管收缩和心率加快来代偿周围血管的扩张，血压尚不至显著降低，全身血管总阻力不变，甚至升高。但对缩窄性心包炎、严重瓣膜狭窄、冠状动脉狭窄等心功能不全，以及严重高血压和血容量不足的病人，硫喷妥钠虽非绝对禁忌，应用仍需要十分慎重。除严格控制剂量和注射速度外，宜稀释成1.25%~2%的溶液静脉注射。

4. 肝肾功能

临床剂量对肝功能无明显影响，但大量时术后肝功能可能轻度抑制，数日内自行恢复，这种情况很难与缺氧引起的肝功能轻度抑制相区别。肝功能差的病人，麻醉后嗜睡时间可能延长。麻醉中因低血压导致肾血流降低，故尿量减少，亦有人认为与麻醉时垂体抗利尿激素分泌增多有关。对肝、肾功能的上述影响，一般无临床意义。

5. 代谢与内分泌

麻醉后血糖轻度升高，但无临床意义，葡萄糖耐量试验受损，但血清胰岛素水平无变化，糖尿病者并不禁忌。巴比妥类药使皮下及骨骼肌血管扩张，由于热量丢失，可致术后寒战。血浆皮质醇浓度降低，但硫喷妥钠不能防止手术应激反应的肾上腺皮质兴奋现象。

6. 子宫与胎儿

硫喷妥钠对妊娠子宫既不增强也不抑制其肌张力。静脉注射诱导量达6mg/kg，对剖宫产的胎儿无影响，但8mg/kg对胎儿有抑制。分娩时脐带血药浓度仅为母体浓度的1/2，此药在母体与胎体的再分布可避免胎儿脑与脊髓内血药浓度过高，剖宫产在硫喷妥钠或氯胺酮诱导后10min内取出胎儿尚安全。硫喷妥钠诱导后剖宫产的新生儿，其一般情况好于咪达唑仑诱导者，但神经行为不如氯胺酮或硬膜外麻醉下阴道分娩。另有报告指出硫喷妥钠易通过胎盘，且新生儿对此药敏感，出生后四肢无力，反应迟钝，甚至持续1周之久。

7. 药物的相互作用

服用中枢性抑制剂如乙醇、抗组胺药、异烟肼、单胺氧化酶抑制剂者，将使硫喷妥钠的中枢抑制作用增强。同时给予氨茶碱5.6mg/kg能减弱硫喷妥钠的镇静程度与缩短其作用时间。长期给予巴比妥类药物能诱导肝微粒体的药物代谢酶，这可加速其本身与其他依赖细胞色素P450系统代谢酶药物的代谢作用。实际上巴比妥类药是一种酶诱导剂。

8. 其他

硫喷妥钠麻醉时胃肠道功能无变化。因贲门括约肌松弛，胃内容物若反流，误吸会造成窒息。麻醉后眼内压下降，对内眼手术有利。脾脏增大，血液中有形成分转移至脾，因而红细胞计数可能减少。麻醉剂量的硫喷妥钠对肿瘤免疫有一定影响，使致敏白细胞吞噬肿瘤细胞的功能抑制，因而降低病人术后的防御能力。

9. 副作用与不良反应

硫喷妥钠可致肌肉轻度兴奋性运动，如肌张力亢进、肌震颤或抽搐，以及咳嗽与呃逆等呼吸兴奋现象。上述副作用在甲乙炔巴比妥钠较硫喷妥钠多见，麻醉诱导前给阿托品或阿片类药能使其减轻，而麻醉前给东莨菪碱或吩噻嗪类药则使其增强。约40%的成年人在注射硫喷妥钠后神志尚未消失前自觉有洋葱或大蒜的味觉，年轻者更为普遍。麻醉后恶心、呕吐很少见。

此药呈强碱性，对静脉管壁有刺激性，往往在手术后3～4d发生静脉炎。2.5%溶液极少引起血栓形成或血栓性静脉炎。误注入血管外则产生疼痛、肿胀、红斑、硬结、溃疡，甚至皮肤坏死。误注入动脉后果极为严重，此时病人上肢会立即产生剧烈的烧灼性疼痛，皮肤苍白，脉搏消失，继而出现一系列局部急性缺血的体征如溃疡、水肿、手指青紫、肢体坏死等，是化学性动脉内膜炎并形成血栓的缘故。遇此意外时，应立即由原动脉注射普鲁卡因、罂粟碱或妥拉佐林，并做臂丛或星状神经节阻滞，以解除动脉痉挛，改善血液循环。肝素抗凝可治疗和预防血栓形成。硫喷妥钠过敏反应极少，往往将注药过量或注速过快造成的严重低血压误认为过敏。注药过程中常见前胸与颈肩部有红斑，或许与该药引起类过敏反应有关。

10. 异常反应

此药最严重的异常反应是对潜在性紫质症（Porphyria）病人诱发急性发作。此病是血卟啉代谢异常引起的。硫喷妥钠能刺激8－氨基乙酰丙酸合成酶（ALA合成酶）的活性，ALA是卟啉原前驱物质，从而使卟胆原和尿卟啉原的产生增多。发作时急性腹痛，呈阵发性绞痛，神经精神症状有弛缓性瘫痪、谵妄、昏迷，严重者死亡。虽不是每种类型的紫质症均受影响，但因其后果严重，故可疑病例均应视为绝对禁忌证。

（五）临床应用

硫喷妥钠因对呼吸循环有抑制、镇痛作用缺乏和浅麻醉时的抗镇痛效应，以及在体内的再分布导致苏醒后嗜睡延长，故现今不单独以此药施行麻醉，而主要用于麻醉诱导，是目前采用最普遍的诱导药物。此外，有时也用于麻醉复合用药、惊厥治疗与脑保护。

1. 麻醉诱导

硫喷妥钠在1次臂—脑循环时间内快速起效，在1min内作用达到高峰。由于从脑向其他组织的再分布，故单次剂量的有效作用时间仅持续5～8min。苏醒很快，因药物尚可再分布至脑，所以苏醒后仍有嗜睡现象。健康成人诱导量为2.5～4.5mg/kg，儿童为5～6mg/kg，根据性别、年龄、全身情况、术前药种类、合并症等因素酌情增减。应强调指出，硫喷妥钠与其他静脉注射的麻醉药或辅助药一样，注药速度至关重要。即使是规定的剂量，快速注射也会造成明显的呼吸循环抑制。静脉诱导时，2.5%硫喷妥钠宜先注入5ml作为观察量，视患者神志的反应及耐受程度再继续给药。在无抽搐电痉挛治疗中，硫喷妥钠诱导剂量适量酌减，以患者进入睡眠状态为宜，我们掌握的剂量为3～4mg/kg。

2. 麻醉维持

作为平衡麻醉或全静脉麻醉的催眠成分，硫喷妥钠可用以维持病人神志消失。在麻醉诱导后再分次追加硫喷妥钠，每次50～100mg，同时给芬太尼并吸入氧化亚氮，适用时间不长的手术。长时间的手术麻醉，采用分次注入与连续滴注法易致蓄积过量，现已很少应用。

3. 抗惊厥

硫喷妥钠可用于痉挛或惊厥的对症治疗，能迅速控制癫痫、破伤风、高热或局麻药中毒引起的痉挛或惊厥，但现在常用苯二氮䓬类药处理癫痫发作。电惊厥治疗时可采用巴比妥类药催眠。

4. 脑保护

硫喷妥钠降低脑代谢，从而对脑提供保护作用，其机制可能是干扰一氧化氮环鸟苷酸系统（NO－cGMP System）而抑制兴奋性传导。硫喷妥钠剂量达40mg/kg，使脑电图呈平台状时，能减弱体外循环心脏直视手术后的神经精神合并症。心肺复苏后静脉注射30mg/kg可用以防治缺氧性脑损伤。但这样大剂量的硫喷妥钠对循环难免抑制，其临床价值如何有待进一步研究。

二、丙泊酚

丙泊酚又名异丙酚，是一种新型的快效、短效静脉麻醉药，苏醒迅速而完全，持续输注后无蓄积，为其他静脉麻醉药所无法比拟。目前普遍用于麻醉诱导、麻醉维持，也常用于麻醉中、手术后与ICU病房的镇静。

（一）理化性质

丙泊酚为烷基酚的衍生物，具有高脂溶性，室温下为油状，不溶于水。其乳剂内含1%丙泊酚、10%大豆油、2.25%甘油、1.2%纯化卵磷脂。在美国，还加入0.005%依地酸二钠，作为细菌生长的抑制剂。制剂为白色乳状液体，pH值为7.0，稍有黏性，易于注射，在室温下稳定，对光不敏感。安瓿以氮气密封，用前应振荡混匀，不能与其他药物混合静脉注射。如果需要静脉注射低浓度丙泊酚，可用5%葡萄糖水溶液稀释。应在25℃环境下保存，不宜冰冻。

（二）药代动力学

1. 分布与清除

单次静脉注射丙泊酚后，由于在体内迅速再分布，以及代谢与排泄，全血丙泊酚药物浓度很快下降。静脉注射诱导剂量2mg/kg，达麻醉时的血药浓度为2～5μg/ml，血药浓度在1.5μg/ml以下苏醒。丙泊酚的初期分布半衰期为2～8min，按二室模型的研究显示，半衰期为1～3h不等。但根据丙泊酚的特性，此药更适合于按三室模型描述，其初期与慢相分布半衰期分别为1～8min与30～70min，消除半衰期为4～23.5h。半衰期长说明深部房室的灌注有限，从而导致丙泊酚返回到中央室缓慢。由于丙泊酚能在中央室快速消除，故此药从深部房室缓慢反流时，对丙泊酚浓度的初期快速降低影响很小。

连续输注不同剂量的丙泊酚，曾按二室或三室模型评价其药代学，消除半衰期为4～7h，清除率为20～30ml/（kg·min），此数字超过了肝血流量，提示丙泊酚有肝外代谢。中央室的分布容积为20～40L，稳态表观分布容积（Vdss）为2～10L/kg。由于静脉输注的时间、剂量不同，在研究其药代学即时变化时，近来提出以静脉输注即时半衰期（context sensitive half-time）表述，即在静脉连续输注过程中，在任何时间停止输注，血浆药物浓度下降一半所需要的时间。静脉输注即时半衰期更能准确反映临床麻醉的实际情况，这是因为半衰期的研究多是按单次静脉注射，不能据此推论不同时间连续输注时血药浓度的变化。据报道，连续输注丙泊酚8h，其静脉输注即时半衰期短于40min。因为用丙泊酚镇静与麻醉时，苏醒所需要的血药浓度降低一般小于50%，所以即便延长输注时间也能很快苏醒。

丙泊酚具有很强的亲脂性，故注入体内后能迅速而广泛地从血液分布到各器官和身体各部位的组织中。开始时为快速分布相，继而为快速中间相，最后为缓慢地消除。在分布后的时相，丙泊酚浓度很快下降，其平均半衰期为35～45min。所有患者均出现缓慢的终止相，此相反映丙泊酚从血流灌注缺乏区域如脂肪组织向血液回流再排出体外的过程。丙泊酚到达峰效应的时间为92s，故其起效很快。

丙泊酚的药代动力学参数受诸如性别、年龄、体重、伴发疾病与同时所用药物的影响。女性的分布容积与清除率高于男性，但消除半衰期相似。老年人清除率低，且中央室容积小。儿童的中央室容积大，且其清除率高。3岁以上儿童，其分布容积与清除率需按体重调整，3岁以下者药代动力学参数应与体重成正比例，其中央室与全身清除率较成人与大龄儿童要高。上述药代动力学参数的变化可解释儿童期剂量应增大的原因。丙泊酚麻醉时心排血量下降，肝血流减少，从而使其室间的清除与肝脏自身的清除受影响。

丙泊酚血药浓度在0.1~20μg/ml范围内，其中95%与人体蛋白结合。肝脏病患者的稳态分布容积与中央室容积可能较大，消除半衰期稍延长。肝肾功能受损者丙泊酚的清除不受影响，提示肝脏代谢此药的能力很强，并有肝外代谢部分。

2. 代谢与排泄

丙泊酚在肝内与葡萄糖醛酸和硫酸盐发生共轭作用，很快代谢为水溶性的化合物而经肾脏排泄。在尿内以原形排泄者不足1%，随粪便排泄者仅占2%。丙泊酚的代谢产物无药理学活性，故适合于连续输注法静脉给药。由于丙泊酚的清除率超过肝血流量，故认为有肝外代谢与肾外排泄。在肝移植手术时无肝期的研究可确认此药有肝外代谢，而肺似乎不是肝外代谢的场所。体外试验发现人体肾与小肠的微粒体可形成丙泊酚葡萄糖苷酸。丙泊酚对细胞色素P450有抑制作用，从而会影响依赖此酶的药物代谢。丙泊酚的代谢与排泄很快，故苏醒期迅速而完全。

（三）药效学

1. 中枢神经系统

静脉注射丙泊酚诱导起效迅速，经过平稳，无肌肉不自主运动、咳嗽、呃逆等副作用。此药较硫喷妥钠作用强，持续时间很短，苏醒快而完全，没有兴奋现象，是较理想的催眠性静脉全身麻醉药。静脉注射丙泊酚2.5mg/kg，约经1次臂—脑循环时间便可发挥作用，90~100s作用达到峰值。催眠作用的持续时间与剂量相关，2~2.5mg/kg持续约5~10min。单次静脉注射的半数有效量（ED50）为1~1.5mg/kg。年龄对95%有效诱导量（ED95）有明显影响，2岁以下最高为2.88mg/kg，随年龄的增长而降低，因此老年人应减量。60岁以下者诱导量平均为2mg/kg，年轻者需用2.25mg/kg，而60岁以上者用1.6mg/kg便足够。

丙泊酚对中枢的作用主要是催眠、镇静与促遗忘，但能达到短时间镇痛。此药与硫喷妥钠不同之处是无抗镇痛作用，亚催眠剂量也不增强躯体对疼痛刺激的敏感性，故用于镇静较为理想。在外科手术时，如果丙泊酚是唯一的麻醉药，则必须用很快的静脉滴注速度才能避免觉醒。在不受刺激的情况下，静脉输注至少2mg/（kg·h），血中浓度大于2μg/ml才可达到遗忘。短小外科手术，丙泊酚麻醉后患者的情绪可能有变化，但较硫喷妥钠轻微。丙泊酚苏醒后患者常有安宁感，也有报告麻醉后出现幻觉、性幻想与角弓反张等不良反应。

麻醉后脑电图的变化与其他静脉麻醉药相似。静脉注射丙泊酚2.5mg/kg然后连续输注时脑电图初期为仅节律增加，继之为γ和θ频率，快速输注时可出现突发性抑制。脑电图功率分析显示诱导后振幅增加，此后在血药浓度3～8μg/ml时无改变。血药浓度高于8μg/ml时，振幅明显降低，并有突发性抑制。双频谱指数（BIS）反映中枢镇静的程度，此指数与血药浓度相关良好，麻醉前清醒患者BIS一般在90以上，麻醉加深时可降至0。丙泊酚麻醉时BIS指数降低，呈血药浓度依赖性抑制。BIS值在63～51时，分别有50%与95%的患者对语言指令无应答。BIS值在77时95%的患者无回忆。丙泊酚麻醉时BIS值的变化曲线与异氟烷、咪达唑仑的曲线大致相同，受试者95%神志消失时的BIS值均为50或略低。

丙泊酚有抗惊厥作用，且为剂量依赖性，也有认为此药可用于处理癫痫发作。与其他静脉麻醉药一样，丙泊酚对脑干听觉诱发电位无影响，但潜伏期延长，并可使皮质的中潜伏期听觉电位振幅降低。研究显示清醒病人进入无应答状态后听觉诱发电位指数可有突发性变化；而BIS指数不同，在给丙泊酚后随着镇静程度的加深与神志逐渐消失，BIS指数下降。

对颅内压正常与升高的患者，丙泊酚均可降低颅内压，这对颅内手术有利。颅内压正常者，麻醉后颅内压的降低（30%）与脑灌注压稍下降有关；而颅内压高者，颅内压的降低（30%～50%）却伴随着脑灌注压的明显下降，颅内血流量减少，对患者不利。在输注丙泊酚时脑血管对二氧化碳的正常代偿性反应与自动调节功能尚可保持。丙泊酚对于急性脑缺血，与氟烷和硫喷妥钠一样，具有脑保护作用，且可降低脑氧代谢率。由于对循环与呼吸系统的抑制，对将其用于循环骤停后脑复苏的治疗有顾虑。

与氯胺酮升高眼内压相反，丙泊酚能快速使眼内压降低30%～40%，较硫喷妥钠降低眼内压的作用更为明显。因此，可用于预防琥珀酰胆碱与气管内插管时眼内压升高。

2. 呼吸系统

丙泊酚对呼吸的影响与硫喷妥钠相似，注药后先有瞬间的呼吸急促，多不为人所察觉。然后呼吸呈轻度抑制，呼吸减浅、变慢，潮气量、每分通气量和血氧饱和度（SpO_2）均稍下降。但持续时间很短便恢复正常的呼吸，一般不用处理。麻醉诱导后有25%～30%的病人出现呼吸暂停，若与阿片类药并用，呼吸暂停时间能长达30s以上，且发生的机会增多，对此应引起重视。即使短小手术如人工流产、内镜检查的麻醉时，亦应备有人工呼吸用具。在呼吸暂停前通常先为呼吸急促，潮气量明显减少，然后呼吸频率明显减慢，持续约2min，每分通气量明显降低，约经4～5min才恢复，这说明丙泊酚对潮气量的影响较对频率的影响持续时间长。

在静脉持续输注丙泊酚100μg/（kg·min）时呼吸频率增加20%，潮气量减少40%，输注速度加倍时，呼吸频率无改变，而潮气量进一步减少。丙泊酚维持麻醉期间，呼吸对CO_2的反应减弱，CO_2反应曲线的斜度下降，对缺氧的反应也受抑制。丙泊酚诱导后，随呼吸的抑制，$PaCO_2$很快升高，$PaCO_2$一般下降不明显。

丙泊酚对喉反射有一定程度的抑制，由气管内插管引起的喉痉挛很少见，此点优于硫喷妥钠。对慢性阻塞性肺疾患的病人，丙泊酚有支气管扩张作用，但不同于氟烷与氯胺酮能提供有效的支气管扩张。

3. 心血管系统

诱导剂量的丙泊酚对心血管系统有明显的抑制，可使动脉压显著下降，其几率与程度并不亚于硫喷妥钠，但在临床应用的初期重视不够。静脉注射丙泊酚 2 ~ 2. 5mg/kg，缩压下降可达 25% ~40%，舒张压与平均动脉压的变化也是这样。动脉压的下降与心排血量、心脏指数、每搏指数和全身血管阻力的减少有密切关系。这种变化是由于外周血管扩张与直接心脏抑制的双重作用，且呈剂量与血药浓度依赖性。丙泊酚的血管扩张作用则可能是交感神经抑制与对细胞内平滑肌钙移动的直接作用的结果。与等效量的硫喷妥钠相比，丙泊酚的外周血管扩张作用更为明显，所以其降压的程度也较硫喷妥钠显著。

此药诱导剂量对心率的影响不明显，或谓心率稍增快，但持续时间很短，心率的改变较硫喷妥钠少。丙泊酚可抑制压力感受器反射，从而减弱低血压的心动过速反应。此药对窦房结功能、房室传导与室内传导均无直接作用。

在丙泊酚静脉输注麻醉维持阶段，收缩压一般较麻醉前水平低 20% ~30%。静脉输注 100μg/（kg · min）时，全身血管阻力明显降低，甚至可达 30%，而心脏指数与每搏指数无改变。若术前给阿片类药、术中复合氧化亚氮，当以丙泊酚 54μg/（kg · min）和 108μg/（kg · min）维持麻醉时，全身血管阻力无明显降低，而心排血量与每搏量减少。这或许是丙泊酚抑制交感神经活性与压力感受器反射被减弱的缘故。在高碳酸血症时，交感神经的反应性较易维持，增加丙泊酚输注速度至 108μg/（kg · min），动脉压下降的程度仅稍增加约 10%。由于此药对心肌的抑制与外周血管扩张作用均为血药浓度依赖性，故连续输注对血压的影响较诱导时单次注射轻微。丙泊酚维持麻醉时心率可增加、减慢或保持不变。心肌血流与心肌氧耗量明显减少，提示心肌整体氧供/需能保持平衡。

丙泊酚对心血管系统的抑制作用与患者年龄和注药速度有关。用同样剂量的老年人可能发生严重低血压，而青年人则较轻微。缓慢注射时降压不明显，且发生率减少，但麻醉效果减弱。

4. 肝肾功能

丙泊酚对肝功能无影响，麻醉后肝脏酶（天门冬氨酸转氨酶、谷丙转氨酶）和血浆碱性磷酸酶均没有明显变化。除钠离子排泄稍减少外，对肾功能无影响，而硫喷妥钠麻醉后钠、氯排泄均受抑制。

5. 肾上腺皮质功能

单次静脉注射或连续输注丙泊酚不影响皮质甾体的合成，也不改变 AcTH 刺激的正常反应，故重复应用对肾上腺皮质功能无影响。

6. 血液学

丙泊酚乳剂不影响血液与纤维蛋白溶解功能，对体内凝血机制也无影响。但脂乳剂本身在试管内可能降低血小板的凝集程度。血糖可能轻度升高。

7. 过敏反应

丙泊酚乳剂不刺激组胺释放，但有报告指出丙泊酚可引起类过敏反应，与脂乳剂无关。这种病人多有过敏反应史，因此对药物有过敏反应的患者，宜慎用丙泊酚麻醉。

8. 抗呕吐作用

亚催眠剂量的丙泊酚有明显的抗呕吐作用，一次静脉注射 10mg 可用于处理手术后呕吐。丙泊酚麻醉清醒后抗呕吐的效果仍能持续数小时，对癌症化学药物治疗引起的反应性呕吐也有效。此外，小剂量丙泊酚尚可治疗胆汁性瘙痒。

9. 副作用与不良反应

诱导时最明显的副作用是呼吸与循环抑制，呼吸暂停现象较常见，并用阿片类药时呼吸暂停时间延长，且可增强丙泊酚降低动脉压的作用。其他的副作用还有注射点疼痛、肌阵挛与较少见的血栓性静脉炎。注射点疼痛较依托咪酯少，但较硫喷妥钠多，疼痛部位主要是在手背和腕部小静脉穿刺注药处，前臂和肘窝部较大静脉疼痛较少。丙泊酚乳剂配方对静脉的刺激性远较过去含有乙醇的制剂轻微，故注射部位疼痛也趋少见。自同一静脉先注射利多卡因或与利多卡因 20～40mg 混合后静脉注射能有效地预防此种疼痛，注射速度对此并无影响。四肢肌阵挛现象较硫喷妥钠多，但少于依托咪酯，一般不需要处理，很快消失。丙泊酚与硫喷妥钠不同，误注入动脉内或血管外不会造成肢体坏死或组织损伤。

据报道，丙泊酚麻醉可能会使致命性全身感染增多，此药可抑制对金黄色葡萄球菌与大肠杆菌的吞噬作用与杀伤作用。丙泊酚安瓿与注射器开放后细菌培养易呈阳性，这是因为脂肪乳剂是良好的培养基。在制剂内加入依地酸（Ethylenediamine Tetraaceticacid，EDTA）可延缓细菌的生长。

（四）临床应用

丙泊酚的作用时间短，在体内消除快、苏醒迅速而完全，故单次注射适合于麻醉诱导及短小手术操作的麻醉镇静。持续输注（静脉点滴或泵入）适合于麻醉维持。诱导剂量为 1～2.5mg/kg，95% 有效量（ED50）成人未给术前药者为 2.25～2.5mg/kg，术前给阿片类或苯二氮草类药者应酌减。60 岁以上诱导量，给术前药者为 1mg/kg，未给术前药者为 1.75mg/kg；儿童诱导量需稍增加，其 ED50 为 2～3mg/kg。丙泊酚麻醉后苏醒很快，与恩氟烷或异氟烷的苏醒期相仿，精神运动功能的恢复较硫喷妥钠迅速。丙泊酚有抗呕吐作用，故麻醉后恶心、呕吐较其他静脉诱导药物显著减少。在无抽搐电痉挛治疗中，丙泊酚诱导剂量酌减，以患者进入睡眠状态为宜，我们掌握的剂量为 1mg/kg。

三、依托咪酯

依托咪酯为咪唑类衍生物，是催眠性静脉麻醉药。对呼吸循环影响轻微，诱导与苏醒均较快，相对安全，故临床应用较多。目前临床应用的多为依托咪酯脂肪乳注射剂。

（一）理化性质

依托咪酯为咪唑的羟化盐，其化学名称为 R－(＋) －1－(1－苯乙基) －1H－咪唑－5－羧化乙酯，只有其左旋异构体才具有催眠效应。此药是白色结晶粉末，其盐易溶于水，但不稳定，仅在 24h 内可安全使用。此药商品制剂主要供麻醉诱导，溶于脂肪乳中，每安瓿含 0.2% 依托咪酯 10ml，即 2mg/ml，在室温下可保存 3 年。此配方的目的除药物稳定外，还可减少注射部位疼痛的发生率。

（二）药代动力学

1. 分布与清除

静脉注射后，很快进入脑和其他血流灌注丰富的器官，其次是肌肉内，脂肪摄取较慢。注药后 1min 脑内浓度达到峰值，病人便进入睡眠状态，然后很快从脑向其他组织转移。催眠作用与脑内药物浓度呈线性相关。脑内药物浓度下降后，病人迅速苏醒。

单次静脉注射依托咪酯 0.3mg/kg，血浆药物浓度立即上升，然后快速下降，呈双相状态，其动力学变化符合开放三室模型。初期分布半衰期为 2.7min，再分布半衰期为 29min。消除半衰期各家报告不一，为 2.9～5.3h。肝脏清除率很高，达 1.8～25ml/（kg · min），其摄取率为 0.5～0.9。因此，影响肝血流的药物会改变依托咪酯的消除半衰期。此药在体内的再分布是影响时效的重要因素，肝功能异常催眠作用的时间无明显变化。但肝硬变的患者分布容积加倍，而清除率无改变，所以消除半衰期相应延长。依托咪酯的稳态分布容积（Vdss）为 2.2～4.5L/kg。随着年龄的增加，初期分布容积减少，清除率降低。消除半衰期相对短，而清除相对快，使此药既适合单次注射或重复给药，也适宜连续静脉输注。

依托咪酯进入血液循环后，有 76.5% 与血浆蛋白结合（几乎全是白蛋白），血浆白蛋白减少，游离部分增多，药效增强。低蛋白血症病人，结合量减少，会出现麻醉作用加强的现象，剂量须酌减。

2. 代谢与排泄

此药的代谢过程是借助各种酯酶的作用，在肝脏和血浆内迅速水解成（R）－（＋） －1－（1－甲基苄基） －1H－咪唑－5 羟基酸而失去作用，其主要代谢产物为羧酸。有的文献报告，注药后 7min 代谢产物即可在血浆内达到峰值。依托咪酯在体内代谢的速度很快，其时效短，不仅与药物在体内再分布有关，更主要是迅速水解代谢的缘故。除2%～3%以原形随尿排泄以外，85%的代谢产物随尿排泄，仅13%的代谢产物经胆系排泄，此外，还有少量依托咪酯经氧化脱烃基作用，代谢为苯乙醇酸和苯甲酸由泌尿系统排泄。

（三）药效学

1. 中枢神经系统

依托咪酯起效非常快，病人可在2次臂—脑循环时间内迅速入睡。按W/W原则相比，此药的作用强度约为硫喷妥钠的12倍。诱导期安静、舒适、平稳，无兴奋挣扎且有遗忘现象。

未用术前药的成年病人，其最小麻醉剂量约为0.25mg/kg，但临床推荐剂量为0.3mg/kg。在临床剂量范围内（0.1～0.4mg/kg），7～14min自然苏醒，较硫喷妥钠的苏醒时间明显短。依托咪酯无镇痛作用。麻醉维持期间血浆药物浓度大约为300～500ng/ml，镇静浓度为150～300ng/ml，清醒时为150～250ng/ml。此药的作用机制还未完全阐明，由于GABA拮抗药可对抗依托咪酯的作用，故或许与对GABA－肾上腺素能系统的作用有关。

依托咪酯在不影响平均动脉压的情况下，脑血流减少34%，使脑氧代谢率（$CMRO_2$）降低45%。脑灌注压稳定或稍增加，有利于脑的氧供/需比值提高。颅内压升高的患者用此药麻醉至脑电波呈突发性抑制时，颅内压下降50%。此药的优点是颅内压降低时平均动脉压并不下降，这与硫喷妥钠不同。麻醉时脑血管的反应性不消失，理论上过度通气能降低颅内压。麻醉时脑电图的变化与硫喷妥钠相似，初期波幅增加，伴有突发性β波，然后为δ－θ波混合，在突发性抑制前δ波占优势。麻醉中致癫痫病灶的脑电活动增加，这有助于外科摘除病灶的手术中为癫痫病灶定位。注射依托咪酯后睡眠开始时的脑电图有兴奋现象，其程度与频率接近等效量的甲乙炔巴比妥钠，麻醉前用药应给阿片类药，以削弱这种作用。此药对听觉诱发电位的影响类似吸入性麻醉药，潜伏期延长，初期皮层成分的振幅降低，脑干诱发电位无变化。当需要监测经颅刺激的运动诱发反应时，依托咪酯对脑电振幅的抑制轻，此点优于丙泊酚。

2. 心血管系统

此药对心血管功能的影响很小，静脉注射0.3mg/kg可使动脉压轻度下降，末梢阻力稍减小，心排血量和心脏指数稍增加，心率略减慢，其最大效应发生在注药3min时。与硫喷妥钠相比，这种改变并无重要临床意义，故认为易保持心血管系统稳定是依托咪酯的突出优点之一。此药对心率无明显影响，对冠状血管有轻度扩张作用，使其阻力减小，血流增加，心肌耗氧量降低，心肌收缩力一般无明显改变，这有利于心肌氧供或血供受损的病人。对于不能借助冠状血管自动调节功能以增加心肌血供者很重要。临床实践证实，瓣膜病、冠心病等心脏病病人静脉注射

0.3mg/kg 后，循环系统稳定，中心静脉压、平均动脉压、平均肺动脉压均无明显改变。但二尖瓣或主动脉瓣病患者平均动脉压的下降可达20%，较无心瓣膜病者明显。

依托咪酯麻醉时血流动力学稳定，这与其对交感神经系统和对压力感受器的功能没有影响有关。此药缺乏镇痛作用，不能消除放置喉镜与气管内插管的交感反应，故麻醉诱导与气管内插管时应并用芬太尼。

3. 呼吸系统

静脉注射依托咪酯诱导后，大多数病人先呈过度通气状态，持续时间很短，然后转平稳，一般认为此药对呼吸系统无明显抑制作用。用较大剂量或注速过快时偶有呼吸暂停，个别长达45s。但亦有报告用一般剂量后呼吸暂停发生率高达30%，平均持续30s。由于紧接着注射肌松药，以利气管内插管，均同时用密闭口罩加压给氧，故一般并无临床意义。必要时用手压胸壁法人工呼吸数次，或以呼吸囊辅助呼吸，便可使自主呼吸迅速恢复。

依托咪酯与巴比妥类静脉麻醉药类似，均对延髓呼吸中枢有抑制，但程度显著轻，呼吸对 CO_2 的反应和通气的驱动减弱。但是，不管在任何 CO_2 张力条件下，依托咪酯麻醉后的通气量均大于巴比妥，提示 CO_2 并非刺激通气的唯一原因。因此，欲保持自主呼吸时采用依托咪酯诱导有许多优点，值得选用。

麻醉诱导后咳嗽与呃逆并不常见，发生率较硫喷妥钠高，持续时间很短，一般不影响麻醉过程。麻醉前给阿片类或苯二氮䓬类药物可减少并减轻这种并发症。

4. 肾上腺皮质功能

依托咪酯对肾上腺皮质功能有一定抑制，但单次注射或短时间应用对肾上腺皮质功能并无明显影响。长时间给药如 ICU 病人镇静，脑外伤病人降低颅内压，或神经外科手术中及手术后应用，由于依托咪酯对肾上腺皮质功能的抑制，死亡率可能增加。一般认为此药对肾上腺皮质内甾体的合成有抑制作用。

依托咪酯可逆性抑制11－β－羟化酶将11－脱氧皮质醇转化成皮质醇，对17－α－羟化酶的影响很小，其结果是皮质醇的前体11－脱氧皮质醇与17－羟孕酮，以及促肾上腺皮质激素（AcTH）增多。依托咪酯产生的对11－β－羟化酶（主要阻断部位）和17－α－羟化酶（阻断程度较轻）合成皮质醇和醛固酮的阻断作用，可能与依托咪酯结合细胞色素 P450 酶形成的游离咪唑基有关，从而导致人体甾体生成所需要的抗坏血酸（维生素 C）的再合成被抑制。阻断细胞色素 P450 依赖性的11－β－羟化酶也可使盐皮质激素的生成减少及中间体11－脱氧皮质酮增多。依托咪酯麻醉后补充维生素 C 能将皮质醇水平恢复正常。单次静脉注射依托咪酯也会出现肾上腺皮质功能轻微抑制现象，但这种抑制多是暂时的。皮质醇水平虽较诱导前降低，但依然在正常范围内，且麻醉后数小时很快恢复。依托咪酯诱导数百万例的临床经验并没有发现不良后果，麻醉手术中强烈的应激反应有助于抵消这种肾上腺皮质功能的暂时性抑制。曾有报告连续静脉输注依托咪酯麻醉者血浆内皮质醇、醛固酮均降低，而用硫喷妥钠者增高，且明显高于依托咪酯麻醉的病人。此外，依托咪酯也可抑制催乳素的产生，此激素在外科手术后和在应激反应时升高，提示依托咪酯麻醉后病人应激能力下降。因为血浆醛固酮水平也降低，故对于长时间或应激反应剧烈的手术，是否应补充肾上腺皮质激素值得研究。

5. 相互作用

依托咪酯轻度增强非去极化肌松药的神经肌肉阻滞作用。血浆胆碱酯酶活性低的病人，在依托咪酯诱导后再给琥珀酰胆碱，后者的作用会明显延长。精神抑制药、镇痛剂、酒精可增加依托咪酯的催眠效果。

6. 其他影响

依托咪酯快速降低眼内压，静脉注射 0.3mg/kg，可使眼内压下降达 30% ~ 60%，持续约 5min，对内眼手术有利。

依托咪酯麻醉后未发现肝功能试验有异常改变，麻醉时肾灌注量并不减少。依托咪酯不促进释放组胺，偶有麻醉后头、颈和躯干上部出现红疹，认为是类过敏反应。

7. 不良反应

依托咪酯抑制肾上腺皮质合成 11 - β - 羟化酶，大剂量抑制 β - 碳链酶。单剂量使用依托咪酯可使肾上腺皮质对刺激的反应减慢 46h。依托咪酯给药后可能有恶心、呕吐及注药后不自主肌肉活动。有时出现咳嗽、呃逆和寒战。依托咪酯脂肪乳注射剂所致的注射部位疼痛发生率较低。麻醉前应用安定类药物可有效预防恶心、呕吐及注药后不自主肌肉活动。

（四）临床应用

依托咪酯属于快速作用的静脉麻醉药。因缺乏镇痛作用，故只用于麻醉诱导。此药麻醉时循环稳定，呼吸抑制轻微，安全界限较大，其 ED50/LD50 值为 26.4，而硫喷妥钠仅为 4.6，这些特点在快速诱导药物中是唯一的。所以，依托咪酯适合于心血管疾病、呼吸系统疾病、颅内高压等疾病，以及不宜采用其他药物的患者施行麻醉诱导。

依托咪酯诱导剂量为 0.2 ~ 0.6mg/kg，一般剂量为 0.3mg/kg，起效甚快，持续时间与剂量相关。在无抽搐电痉挛治疗中，依托咪酯诱导剂量酌减，以患者进入睡眠状态为宜，我们掌握的剂量为 0.15mg/kg 左右。

（五）注意事项

（1）依托咪酯不宜稀释使用。

（2）中毒性休克、多发性创伤或肾上腺皮质功能低下者，应同时给予适量氢化可的松。

（3）依托咪酯不具有止痛作用，如果用于短期麻醉，强止痛剂如芬太尼必须在依托咪酯使用前或同时给药。

四、肌肉松弛剂——琥珀酰胆碱

琥珀酰胆碱是目前最常用的去极化肌肉松弛剂，在血中浓度消除迅速，主要因为可迅速被血浆假性胆碱酯酶水解。该药起效快，时效短，肌松佳。成人首次静脉注射量为0.8～1mg/kg，作用在1～2min内出现，呼吸停止可持续4～5min。

琥珀酰胆碱毒性低，组胺释放少，在常用剂量范围对一般病人不产生严重心血管反应，但在临床应用中可能发生一些不良反应与并发症。

（一）脱敏感阻滞

多发生长时间麻醉，琥珀酰胆碱总量超过1.0g容易发生，控制总量在0.5g以下发生机会较少。重症肌无力、电解质紊乱、血浆假性胆碱酯酶异常等病人容易发生。琥珀酰胆碱易引起脱敏感阻滞可能是停药后肌张力恢复延迟的一个重要原因。

（二）肌纤维成束收缩

琥珀酰胆碱首次静脉注射在肌松出现前引起不规则肌颤动，这是肌纤维间不同步非协调的收缩所引起的。它可引起一些不良反应，如升高胃内压、眼内压和颅内压，引起治疗后肌痛、肌球蛋白尿，以及增加耗氧量等。这种不同步非协调性收缩可能造成肌纤维损伤。

（三）高钾血症

琥珀酰胆碱引起去极化作用时可使血钾由肌纤维内向细胞外转移，可使血清钾升高0.2～0.5mmol/L，这对肾功能衰竭已有高钾血症的病人有一定危险，但对一般病人无碍。

（四）恶性高热

这是一种遗传性疾病，许多因素可激发其发生，其中包括琥珀酰胆碱。这种病人应用琥珀酰胆碱后下颌不松、肌肉僵硬，而发生高热、心律失常、肌球蛋白尿和肾功能衰竭，甚至出现溶血、凝血机制障碍、急性神经系统损害而死亡。

处理方法：纯氧过度通气，积极降温，纠正酸中毒，补液利尿，治疗肌强直和心律失常（使用普鲁卡因或普鲁卡因胺），加强监测。

（五）类过敏反应

琥珀酰胆碱释放组胺作用是箭毒碱的1/100，故无临床意义，偶有极少数病人出现类过敏反应，以皮疹多见，少数病人出现支气管痉挛，极少数人发生循环虚脱。

电抽搐治疗过程中的麻醉处置方法，可以贯穿这样一条主要线索，那就是：麻醉程度要尽量浅，以第二信号系统消失为妥，或仅以瞬目反射消失为停止给药的指征；肌肉松弛度要尽量深；全过程正压给氧，但是要注意掌握运用面罩给氧的时机，在患者意识尚未消失之前不要扣压，在意识恢复之前取下面罩。

第四节　常见麻醉并发症的处理

一、呼吸道梗阻

原因：舌根后坠导致咽后阻塞或返流物误吸致严重下呼吸道阻塞。

表现：血氧饱和度下降，误吸发生后，病人可突然出现支气管痉挛，呼吸急速、困难，肺内可闻弥漫湿性啰音，呈严重缺氧状态。

处理：头部后仰同时托起下颌骨，面罩加压纯氧吸入。若阻塞不能很快缓解，置入口咽通气管或鼻咽通气管，一般鼻咽通气管更易耐受，口咽通气管可能导致呕吐和喉痉挛；当发生呕吐物和返流物的误吸时，应立即将病人置于头低位，并将头转向一侧，同时将口咽腔及气管内呕吐物和返流物吸出，此外还应给一定量支气管解痉药及抗生素，并努力支持呼吸，必要时于气管插管后用0.9% NaCl 液进行气管灌洗，直至吸出液 pH 接近0.9% NaCl 液时止。

二、高血压

高血压指血压升高超过麻醉前的20%或血压升高达160/95mmHg 以上，血压过高是指血压升高超过麻醉前30mmHg。

原因：缺氧及二氧化碳蓄积早期，ECT 刺激导致的交感兴奋。

处理：①加大通气量的同时提高吸入气体的氧浓度，避免缺氧和二氧化碳的蓄积；②给降血压药物。

近几年临床研究证实，传统的降压药物如樟磺咪芬（已经被临床淘汰）、硝普钠和盐酸肼酞嗪等安全性小，效果却与更为安全的新药，如硝酸盐、钙通道阻滞剂以及β-肾上腺素能受体阻滞剂（效力依次递增）相近似。

（一）硝酸盐

硝酸甘油软膏和舌下喷雾剂能轻至中度缓解 ECT 治疗时引起的高血压反应，但是硝酸甘油会使心率加快，导致心肌耗氧增加，因此并不适合许多患有心脏病的患者。

（二）硝苯地平

它是一种钙通道阻滞剂。该药物能松弛冠状动脉和外周小动脉上的平滑肌，用于处理急性高血压危象，并可预防或缓解 ECT 治疗时所导致的高血压反应，而且运用后十分安全和有效。Wells 等（1989）所做的一项自身、设有空白对照的研究中，5 例高血压患者在麻醉诱导之前 20min，采用舌下含化硝苯地平 10mg 的方法，结果使在 ECT 治疗时升高的收缩压降低了近 2/3（24mmHg vs 62mmHg）。Kalay 和 Alexopoulos（1989）报道了一个案例，采用上述相同的方法，结果使最高收缩压降低了近 90%，从 300mmHg 降至 160mmHg。以上两篇文章的结论都表明使用该药物并未影响心率，也无并发症的报告。但是，导致心动过速完全是有可能的。

（三）α - 肾上腺素阻滞剂

主要是可乐定。

（四）β - 肾上腺素能受体阻滞剂

下面介绍 4 种在临床上已广泛使用的此类药物。

（1）心得安。该药物是第一种用于 ECT 治疗时的 β - 肾上腺素能受体阻滞剂。因缺乏使用该药物的临床经验（在 ECT 治疗中），所以赞同使用该药物的医务人员较少。目前已基本上放弃该药物在 ECT 治疗中的运用。

（2）拉贝洛尔（Labetalol）。该药物是一种在 ECT 治疗中研究最为系统的 β - 肾上腺素能受体阻滞剂。Foster 和 Ries（1988）曾经报道了一个案例：74 岁，老年女性。在首次 ECT 治疗后血压上升为 240/140mmHg，运用可乐定和盐酸肼酞嗪降压无效。抽搐发作后静脉注射 15mg 拉贝洛尔继之口服获得了成功降压。在一项对老年抑郁症患者进行的随机双盲对照研究中，于 ECT 治疗前 90s 给予 5 ~ 10mg 拉贝洛尔，观察至 ECT 治疗结束后 30min，结果治疗组明显降低了因 ECT 治疗所引起的高动脉性血压、心动过速和心脏房室异位，而且还没有不良反应出现。随后，McCall 和 Coworkers（1991）采用同样的设计方法，发现分别用 5mg 和 10mg 拉贝洛尔都能安全有效地降低血压、压力比率（而非心率），也未缩短抽搐发作的时间。

值得注意的是，Holtxman 等（1986）发现高血压患者单独使用拉贝洛尔和心得安就能明显降低心输出量和心率，但是并不降低血压。单独使用拉贝洛尔则通过减少外周血管阻力来降低血压，而不影响心输出量和心率。拉贝洛尔的这种作用特点对于高危或老年患者的合并使用ECT治疗显得十分重要，因为这部分患者抽搐发作时代谢加速，这就需要保持患者们的脑和心肌的血流灌注。

(3) 艾司洛尔（Esmolol)。该药物是一种选择性的β-肾上腺素能受体阻滞剂。对β-肾上腺素能受体阻滞的作用时间较短，分布半衰期仅为2min，排泄半衰期为9min。

Weinger等（1991）采用随机双盲设计的研究方法，比较了拉贝洛尔和艾司洛尔在阻断ECT治疗时血液动力学方面的反应效果。结果0.3mg/kg拉贝洛尔和1mg/kg艾司洛尔降低ECT引起的高血压和心动过速效果相似，拉贝洛尔降低RPP 46%，艾司洛尔降低RPP 64%。这两种药物都能缩短发作时间，艾司洛尔缩短19%，拉贝洛尔缩短35%，但是只有拉贝洛尔具有显著性。尽管上述研究的结果倾向于艾司洛尔的临床优势，但是结合其他一些研究结果表明，这两种药物都能安全而有效地减缓ECT治疗时对血液动力学方面的反应，并能适当缩短ECT治疗时的发作时间。

(4) 美托洛尔（倍他乐克，Betaloc)。这是一种以β-肾上腺素能受体阻滞作用为主（心脏选择性）的药物，因此很适合于治疗高血压和心绞痛，减少心肌梗死的发生率，降低心肌梗死后的死亡率。其由于阻滞心脏异位起搏点肾上腺素能受体的兴奋而可用于治疗室上性快速心律失常、室性心律失常、洋地黄类及儿茶酚胺引起的快速心律失常。其能拮抗儿茶酚胺效应，可治疗甲状腺机能亢进引起的心律失常。在治疗剂量时，该药对收缩支气管和周围血管的作用不明显，个别病例用药后气道阻力可能增高，但加用β1受体激动剂即可纠正。可用于ECT治疗后引起的高血压、心律失常。但对有Ⅱ、Ⅲ度房室传导阻滞、未控制的心功能不全、心源性休克和显著心动过缓的患者禁用或慎用该药。

β-肾上腺素能受体阻滞剂对ECT治疗期间的心脏异位血压和心肌耗氧方面的良好效果，只有在使用阿托品后才能完全地表现出来。在对高位脊髓麻醉的狗用电诱导性癫痫发作的研究中，Anton等（1977）认为“ECT治疗激活自主神经系统，表现为阻断交感神经导致持久的迷走神经性停搏”。这一观点被后来的几例报道予以证实（Decina等，1984；London & Glass，1985；Kaufman，1994；McCall，1996）。

三、低血压

低血压指血压降低幅度超过麻醉前20%或收缩血压降低达80mmHg。ECT时较少发生。

原因：全麻药的心肌抑制与血管扩张作用、血容量不足。

处理：加快补液扩容，输入代血浆制剂更有利于血压回升，必要时可用静注麻黄碱 10mg 或静脉滴注多巴胺 3～20μg/（kg · min），根据血压变化调整滴速。

四、咳嗽、呃逆及治疗后的恶心、呕吐

诱因：巴比妥类药麻醉，交感神经抑制较强，使副交感神经紧张度增高，易诱发咳嗽；胃内反流误吸会诱发剧烈咳嗽；全麻诱导时将大量气体压入胃内亦诱发呃逆；去极化肌松药琥珀酰胆碱引起胃内压升高，静脉麻醉药引起胃贲门括约肌松弛，焦虑病人胃排空延迟都是诱发治疗后呕吐的原因。

处理：给予足量肌松药可有效预防咳嗽及呃逆反应，地西泮和氟哌利多类药可对症治疗；在自主呼吸恢复的同时，静脉内给予 12.5mg 异丙嗪，可以预防治疗后的恶心、呕吐，氟哌利多可以止吐，同时还有镇静及导致苏醒延迟的作用；甲氧氯普胺也用于止吐，无镇静作用；枢复宁是一种新型止吐药，价格较贵，可用来处理治疗后的难治性呕吐。

五、恶性高热

恶性高热不是通常麻醉中发生的单纯体温升高，是指由某些麻醉药激发的全身肌肉强烈收缩、并发体温急剧上升及进行性循环衰竭的代谢亢进危象。一旦发生，危险性极高，国内报道病死率达 73%，及时的有效治疗，可使病死率降至 28%。

诱因：由去极化肌松药琥珀酰胆碱激发。

临床表现：给药后，体温急剧上升，数分钟即升高 1℃，体温可达 43℃，皮肤斑状潮红发热；全身肌肉强烈收缩，上肢屈曲挛缩，下肢僵硬挺直，直至角弓反张，肌松药不能使强直减轻，反而使强直加重；急性循环衰竭多表现为严重低血压，室性心律失常及肺水肿；血清肌酸磷酸激酶（CPK）极度升高，并有肌红蛋白尿；$PaCO_2$ 明显升高，pH 值及 HCO_3^- 降低。

处理：

（1）立即停止治疗，并以纯氧行过度通气；

（2）迅速用物理降温法降温，直到体温为 38℃时止；

（3）给 $NaHCO_3$ 2～4mmol/kg 纠正酸中毒及缓解高钾血症；

（4）立即静注丹曲林 2mg/kg，5～10min 重复一次，总量可达 10mg/kg，直到肌肉强烈收缩消失、高热下降为止；

（5）将 10u 常规胰岛素置于 50% 葡萄糖液 50ml 中静脉推注，以缓解高钾血症；

（6）静注甘露醇 0.5g/kg 或呋塞米 1mg/kg，使尿量超过 2ml/（kg · h），以防止肌红蛋白尿损伤肾；

（7）静注药理剂量的皮质激素，有缓解肌强直及降低体温作用；

（8）进 ICU 病房，监测治疗 48 小时。

综上所述，MECT 是一种安全有效的治疗方式。理解电抽搐导致的生理学变化，并熟练掌握围治疗期所用药物的药理学，是提供最佳麻醉的前提条件。麻醉管理，应以认真谨慎的态度，对围治疗期病人实施良好的监测及正确的麻醉处理，加强治疗的安全性。毫无疑问的是，改良性电抽搐治疗的最终效果依赖于精神科医生、麻醉医生和护理人员的密切合作。

第九章　电抽搐治疗常用药物

第一节　治疗区常备药物和急救药物

常备药物包括麻醉剂、肌肉松弛剂、调节交感和副交感神经的药剂，以及治疗难控制性高血压、低血压、心律失常、心肺疾病、过敏反应、延长性发作、癫痫持续发作等疾病的一线药物。

一、常备药物

（1）麻醉剂：首选异丙酚（得普利麻）、依托咪酯。参见第八章第三节。

（2）肌肉松弛剂：首选琥珀酰胆碱。参见第八章第三节。

（3）抗胆碱能类药物：阿托品硫酸盐。参见第八章第三节。

二、急救药物

（一）抗心律失常药物

ECT 治疗所致的交感肾上腺功能异常所引起的心律失常，通常使用利多卡因、盐酸胺碘酮和 β－肾上腺素能受体阻滞剂来预防和处理。常见的因迷走神经张力过度而产生的快速性心律失常——室性期前收缩（VPCs）多见于发作后期或紧接发作后产生。频繁和多源性的 VPCs（不包括偶发）能促发室性心动过速或心室颤动。

1. 地高辛

（1）药效学。治疗量时有两方面作用：①增加心肌收缩力和速度。由于本品抑制细胞膜上的 $Na^{+}-K^{+}$ ATP 酶，减少钠钾交换，细胞内钠离子增加，从而使肌膜上钠钙离子交换反向转运激活，外排 Na^{+}的同时转入 Ca^{2+}，细胞内钙离子增多，作用于收缩蛋白，增加心肌收缩力和速度。②对心肌电生理特性的影响。通过直接对心肌细胞和间接通过迷走神经的作用，降低窦房结自律性；提高浦肯野纤维自律性；减慢房室结传导速度；缩短心房有效不应期；缩短浦肯野纤维有效不应期。大剂量时，增加交感神经活性，这可能与地高辛的心脏毒性有关。

（2）药动学。口服吸收约75%，生物利用度片剂为60%～80%，酊剂为70%～85%，胶囊剂为90%以上。吸收后广泛分布到各组织，部分经胆管吸收入血，形成肝—肠循环。表观分布容积为6～10L/kg。蛋白结合率低，为20%～25%。口服0.5～2h起效，2～6h作用达到高峰；毒性消失需1～2d，作用完全消失需3～6d。静脉注射5～30min起效，1～4h作用达到高峰，持续作用6h。治疗血药浓度0.5～2.0ng/ml，为32～48h。在体内转化代谢很少，主要以原形由肾排泄，尿中排出量为用量的50%～70%。

（3）临床应用：①用于治疗充血性心力衰竭。对于高血压、瓣膜病、先天性心脏病所引起的充血性心力衰竭疗效良好。对继发于严重贫血、甲状腺功能低下及维生素B_1缺乏症的充血性心力衰竭则治疗效果差；对于肺源性心脏病、心肌严重缺血或活动性心肌炎及心肌外机械因素所致心力衰竭疗效也差。②用于控制快速性心房颤动、心房扑动的心室率。

（4）不良反应。①常见的反应包括：出现新的心律失常、胃纳不佳或恶心、呕吐（刺激延髓中枢）、下腹痛、异常的无力软弱（电解质失调）。②少见的反应包括：视力模糊或“黄视”（中毒症状）、腹泻（电解质平衡失调）、中枢神经系统反应如精神抑郁或错乱。③罕见的反应包括：嗜睡、头痛、皮疹、荨麻疹（过敏反应）。④洋地黄中毒表现中心律失常最显著，最常见者为室性早搏，约占心脏反应的33%。其次为房室传导阻滞，阵发性或非阵发性交界性心动过速，阵发性房性心动过速伴房室传导阻滞，室性心动过速，窦性停搏等。致死的机制为心室颤动。儿童心律失常比其他反应多见，但室性心律失常比成人少见。新生儿可有P－R间期延长。

（5）禁忌证：任何强心苷制剂中毒；室性心动过速、心室颤动；梗阻型肥厚型心肌病（若伴收缩功能不全或心房颤动仍可考虑）；预激综合征伴心房颤动或扑动。

（6）注意事项：①地高辛治疗充血性心力衰竭地位的评价。洋地黄类应用已有两百多年历史，然而对其临床评价并未一致。20世纪70年代以来屡有报道称地高辛与安慰剂相比并无更优疗效。80年代后已有双盲、大规模临床研究证实地高辛能缓解及消除症状，改善血流动力学变化，加强运动耐力，改善左室功能，提高生活质量，但不能降低远期随访的死亡率。对窦性心律中的轻、中度充血性心力衰竭患者，现也肯定地高辛能增加射血分数，改善左室功能，防止病情恶化。急性心肌梗死后的左心衰竭应少用或慎用。地高辛的主要缺点是缺乏正性心肌松弛作用，不能纠正舒张功能障碍。②本品可通过胎盘，故妊娠后期母体用量可增加，分娩后6周剂量需渐减。③本品可排入乳汁，哺乳期妇女应用需权衡利弊。④新生儿对本品的耐受性不定，其肾清除减少，早产儿与未成熟儿对本品敏感，剂量需减少，按其不成熟程度而适当减小剂量。按体重或体表面积，1 个月以上的婴儿比成人需用量略大。⑤老年人肝肾功能不全，表观分布容积减小或电解质平衡失调者，对本品耐受性低，须用较小剂量。⑥下列情况应慎用：低钾血症；不完全性房室传导阻滞；高钙血症；甲状腺功能低下；缺血性心脏病；急性心肌梗死；心肌炎；肾功能损害（洋地黄毒苷可例外）。⑦用药期间应注意随访检查：心电图；血压；心率及心律；心功能监测；血电解质尤其是钾、钙和镁；肾功能；疑有洋地黄中毒时应作地高辛血药浓度测定。⑧有严重或完全性房室传导阻滞且伴正常血钾的洋地黄化患者不应同时应用钾盐。但噻嗪类利尿药与本品同用时常须给予钾盐，以防止低钾血症。⑨本品逾量及毒性反应的处理：轻度中毒者停用本品及利尿治疗。如有低钾血症而肾功能尚好，可以给钾盐。

2. 盐酸胺碘酮

（1）药效学：本品属Ⅲ类抗心律失常药。主要电生理效应是延长各部心肌组织的动作电位及有效不应期，有利于消除折返激动。同时具有轻度非竞争性的 α 及 β－肾上腺素受体阻滞和轻度Ⅰ及Ⅳ类抗心律失常药性质。减低窦房结自律性。对静息膜电位及动作电位高度无影响。对房室旁路前向传导的抑制大于逆向。由于复极过度延长，口服后心电图有 QT 间期延长及 T 波改变，短时间静注此作用不明显。静注有轻度负性肌力作用，但通常不抑制左室功能。对冠状动脉及周围血管有直接扩张作用。可影响甲状腺素代谢。本品特点为半衰期长，故服药次数少，治疗指数大，抗心律失常谱广。

（2）药代动力学：口服吸收迟缓且不规则。生物利用度约为 50%。表观分布容积大约 60L/kg，主要分布于脂肪组织及含脂肪丰富的器官。其次为心、肾、肺、肝及淋巴结。最低的是脑、甲状腺及肌肉。在血浆中 62.1% 与白蛋白结合，33.5% 可能与 p 脂蛋白结合。主要在肝内代谢消除，代谢产物为去乙基胺碘酮。单次口服 800mg 时半衰期为 4.6h（组织中摄取），长期服药为 13～30d。终末血浆清除半衰期可达 40～55d。停药后半年仍可测出血药浓度。口服后 3～7h 血药浓度达到峰值。约 1 个月可达稳态血药浓度，稳态血药浓度为 0.92～3.75mg/ml。4～5d 作用开始，5～7d 达到最大作用，有时可在 1～3 周才出现。停药后作用可持续 8～10d，偶可持续 45d。静注后 5min 起效，停药可持续 20min～4h。有效血药浓度为 1～2.5mg/ml，中毒血药浓度为 1.8～3.7mg/ml 以上。原药在尿中未能测到，尿中排碘量占总含碘量的 5%，其余的碘经肝肠循环从粪便中排出。血液透析不能清除本品。

（3）临床应用。口服适用于危及生命的阵发性室性心动过速及室颤的预防，也可用于其他药物无效的阵发性室上性心动过速、阵发性心房扑动、心房颤动，包括合并预激综合征者及持续性心房颤动、心房扑动电转复后的维持治疗。可用于持续房颤、房扑时室率的控制。静脉滴注适于利多卡因无效的室性心动过速和急诊控制房颤、房扑的心室率。

（4）不良反应。①心血管：较其他抗心律失常药引起心血管的不良反应要少。其包括窦性心动过缓、一过性窦性停搏或窦房阻滞，阿托品不能对抗此反应；房室传导阻滞；偶有 QT 间期延长伴扭转性室性心动过速；促心律失常作用，特别是长期大剂量和伴有低钾血时易发生；静脉注射时产生低血压。以上情况均应停药，可用升压药、异丙肾上腺素、碳酸氢钠（或乳酸钠）或起搏器治疗；注意纠正电解质紊乱；扭转型室性心动过速发展成室颤时可用直流电转复。由于本品半衰期长，故治疗不良反应需持续 5～10d。②甲状腺：甲状腺功能亢进，可发生在停药后，除眼球突出以外可出现典型的甲亢征象，也可出现新的心律失常，化验 L、T4 均增高，TSH 下降。发病率约 2%，停药数周至数月可完全消失，少数需用抗甲状腺药、普萘洛尔或肾上腺皮质激素治疗；甲状腺功能低下，发生率为 1%～4%，老年人较多见，可出现典型的甲状腺功能低下征象，化验 TSH 下降，停药后数月可消退，但黏液性水肿可遗留不消，必要时可用甲状腺素治疗。③胃肠道：便秘，少数人会恶心、呕吐、食欲下降，负荷量时明显。④眼部：服药 3 个月以上者在角膜中基底层下 1/3 有黄棕色色素沉着，与疗程及剂量有关，儿童发生较少。这种沉着物偶会影响视力，但无永久性损害。少数人可有光晕，极少因眼部副作用停药。⑤神经系统：不多见，与剂量及疗程有关，可出现震颤、共济失调、近端肌无力、锥体外系反应，服药 1 年以上者可有周围神经病，经减药或停药后渐消退。⑥皮肤：光敏感与疗程及剂量有关，皮肤石板蓝样色素沉着，停药后经较长时间（1～2 年）才渐退。其他过敏性皮疹，停药后消退较快。⑦肝：肝炎或脂肪浸润，氨基转移酶增高，与疗程及剂量有关。⑧肺：肺部不良反应多发生在长期大量服药者（一日0.8～1.2g），仅个别在服药一个月后发生。主要产生过敏性肺炎，肺间质或肺泡纤维性肺炎，肺泡及间质有泡沫样巨噬细胞及 2 型肺细胞增生，并有纤维化，少数淋巴细胞及中性粒细胞，小支气管腔闭塞。临床表现有气短、干咳及胸痛等，限制性肺功能改变，血沉增快及血液白细胞增高，严重者可致死。需停药并用肾上腺皮质激素治疗。⑨其他：偶可发生低血钙及血清肌酐升高。静脉注射用药时局部刺激产生静脉炎，宜用氯化钠注射液或注射用水稀释，或采用中心静脉注射用药。

（5）禁忌证：①甲状腺功能异常或有既往史者；②碘过敏者；③Ⅱ或Ⅲ度房室传导阻滞，双束支传导阻滞（除非已安装起搏器）；④病态窦房结综合征。

（6）注意事项：①交叉过敏反应，对碘过敏者对本品可能过敏。②本品可以通过胎盘进入胎儿体内。新生儿血中原药及代谢产物为母体血浓度的 25%。已知碘也可通过胎盘，故孕妇使用时应权衡利弊。③本品及代谢物可从乳汁中分泌，服本品者不宜哺乳。④对诊断的干扰：心电图变化，例如 P－R 及 QT 间期延长，服药后多数患者有 T 波减低伴增宽及双向出现 u 波，此并非停药指征；极少数有 AST、ALT 及碱性磷酸酶增高；甲状腺功能变化，本品抑制周围 T4 转化为 T3，导致 T4 及 rT3 增高和血清 T3 轻度下降，甲状腺功能检查通常不正常，但临床并无甲状腺功能障碍。甲状腺功能检查不正常可持续至停药后数周或数月。⑤下列情况应慎用：窦性心动过缓；QT 间期延长综合征；低血压；肝功能不全；肺功能不全；严重充血性心力衰竭。⑥用药期间应注意随访检查：血压；心电图（口服时应特别注意 QT 间期）；肝功能；甲状腺功能，包括 T3、T4 及促甲状腺激素，每 3～6 个月 1 次；肺功能、肺部 X 射线片，每 6～12 个月 1 次；眼科。⑦本品口服作用的发生及消除均缓慢，临床应用根据病情而异。对危及生命的心律失常宜用短期较大负荷量，必要时静脉给药。对于非致命性心律失常，应用小量缓慢负荷。⑧本品半衰期长，故停药后换用其他抗心律失常药时应注意相互作用。⑨多数不良反应与疗程及剂量有关，故需长期服药者尽可能用小量有效维持量，并应定期随诊。

（7）药物相互作用：①本品可增加华法林的抗凝作用，该作用可自加用本品后 4～6d，持续至停药后数周或数月。合用时应减抗凝药剂量 1/3～1/2，并应密切监测凝血酶原时间。②增强其他抗心律失常药对心脏的作用。本品可增高血浆中奎尼丁、普鲁卡因胺、氟卡尼及苯妥英钠的浓度。与 Ⅰa 类药合用可加重 QT 间期延长，极少数可致扭转型室速，故应特别小心。从加用本品起，原抗心律失常药应减少 30%～50% 剂量，并逐渐停药，如必须合用则通常推荐剂量减少一半。③与 β－受体阻滞剂或钙通道阻滞剂合用可加重窦性心动过缓、窦性停搏及房室传导阻滞。如果发生则本品或前两类药应减量。④增加血清地高辛浓度，亦可能增高其他洋地黄制剂的浓度达中毒水平，当开始用本品时洋地黄类药应停药或减少 50%，如合用应仔细监测其血清中的药浓度。本品有加强洋地黄类药对窦房结及房室结的抑制作用。⑤与排钾利尿药合用，可增加低血钾所致的心律失常。⑥增加日光敏感性药物作用。⑦可抑制甲状腺摄取［^{123}I］、［^{133}I］及［^{99m}TC］。

3. 利多卡因（赛多卡因）

该药是一种局部麻醉药物，能延长心脏传导系统的不应期和提高心肌对异常刺激的阈值。多年来用于有效控制 ECT 治疗时引起的快速性心律失常。临床上一般采用的是静脉注射 100mg。对多源性的 VPCs 患者采用 1～5mg/min 静脉滴注，并可根据室性异位的活性度来逐步增加剂量。快速静注 50～100mg 利多卡因（1～2mg/kg）能安全有效地迅速控制首次 ECT 治疗时的多源 VPCs。如果明显减少利多卡因剂量就会减弱，甚至消除原有剂量对 ECT 发作活性的控制，从而部分或完全妨碍 ECT 治疗的效果。

4. β－肾上腺素能受体阻滞剂

拉贝洛尔和艾司洛尔较少影响发作时间，因此备受关注。

（二）控制电抽搐治疗后高血压的药物

参见第八章第四节。

（三）治疗 ECT 后低血压药物

主要给予血管收缩剂，如肾上腺素、多巴胺、去肾上腺素、苯肾上腺素、阿拉明等。

（四）其他用于心肺复苏的药物

如可拉明等。

（五）治疗支气管痉挛和过敏性休克的药物

主要有肾上腺素、甲基强的松龙、氨茶碱、β－肾上腺素（通过喷雾器使用）、苯海拉明等。以氨茶碱为例：

1. 药理特点

（1）抑制磷酸二酯酶作用，提高细胞内 CAMP（环腺苷酸）浓度。松弛支气管平滑肌，兴奋心脏和中枢神经系统。

（2）增强异丙肾上腺素或羟甲叔丁肾上腺素抑制肥大细胞释放组胺。

（3）增强 β 受体激动药物疗效，尤其是对 β 受体激动药不敏感的患者，其增效作用更显著。

2. 临床应用

（1）拮抗麻醉性镇痛剂所致的呼吸抑制，可使病人呼吸恢复，意识清醒，其机制不清。

（2）用于巴比妥类、安定、γ－OH 等药物的麻醉后催醒，或药物过量的解救。

（3）成人一般为 2mg/kg 静脉缓慢注射。最大量不超过 5mg/kg。

3. 不良反应

（1）头痛、头晕、恶心、呕吐。

（2）可致心动过速，血压升高或血压骤降。

（3）可引起烦躁不安、惊厥，或癫痫发作。

（六）抗癫痫类的药物

有氯羟去甲安定、安定、苯妥英钠、镇静安眠剂等。

第二节　其他药物

一、选择性麻醉剂

如克他命、戊硫代巴比妥。

二、选择或者增补非去极化的肌肉松弛药

以筒箭毒碱为例：

1. 药理特点

（1）属非去极化肌松剂，抗胆碱酯酶药可拮抗。

（2）静脉注射后 3 ~ 4min 出现肌松作用，持续大约 30 ~ 40min。

（3）用药后，在 24h 内有 35% ~ 75% 经肾脏以原形排出，其余部分经管道排泄或经肝代谢。肾功能衰竭者经管道排泄增加，因此可用于肾功能衰竭患者。

（4）肝功能不全者，耐受剂量增加。

（5）筒箭毒碱不透过胎盘，产妇应用常用剂量不影响新生儿呼吸。

2. 临床应用

（1）单次静脉注射 0.1 ~ 0.2mg/kg，可使四肢肌肉松弛；注射 0.4 ~ 0.5mg/kg 可完成气管插管。

（2）分次静脉注射气管插管后，间隔 40 ~ 60min 后，追加初量的 1/5 ~ 1/3，反复追加后肌松作用时间可显著延长。

3. 不良反应

（1）组胺释放，引起唾液腺及呼吸道分泌物增加及支气管痉挛。

（2）交感神经节阻断，可导致血压下降、心率增快。

（3）支气管哮喘、重症肌无力的病人，禁用筒箭毒碱。

（4）新生儿、电解质紊乱的病人，以及与强效吸入麻醉剂合用时剂量酌减。

三、乙酰胆碱酯酶抑制剂（肌松药的拮抗药）

非去极化肌松药手术后常有残留肌松作用，可用抗胆碱酯酶药拮抗，常用的有新斯的明、吡啶斯的明、艾笛酚和毒扁豆碱。

（一）新斯的明（Prostigmin，Neostigmine）和吡啶斯的明（Pyridosigmine）

（1）两者均为胆碱酯酶抑制剂，可阻断乙酰胆碱的水解，增加肌肉终板处乙酰胆碱的可利用度，以拮抗阻滞作用，恢复肌张力。

（2）两者均是兴奋毒蕈碱受体和菸碱样胆碱受体，可能引起心动过缓、瞳孔缩小、血压下降、恶心、呕吐、肠蠕动增加、呼吸道及唾液分泌增加，甚至心搏骤停。预先或同时应用阿托品可有效预防。

（3）新斯的明一般用量为 0.06 ~ 0.08mg/kg，最大用量不超过 5mg，起效时间 6 ~ 8min，持续时间约 55 ~ 75min。因其作用时间较短，拮抗并恢复肌张力后可能出现再箭毒化。

（4）吡啶斯的明的用量为 0.35mg/kg，最大用量为 20mg，起效时间 10～14min，持续时间约 80～130min。吡啶斯的明的作用时间较新斯的明长，应用后较少发生再箭毒化。

（二）艾笛酚（Edrophonium）

（1）直接刺激终板作用，抗胆碱酯酶作用较小。应用小剂量作用时间短，易发生再箭毒化。

（2）应用较大剂量（0.5～1mg/kg）可使拮抗作用时间延长，起效时间 1～2min，时效约 40～65min。

（3）应用艾笛酚时阿托品用量可减少至 0.005～0.01mg/kg。

（三）以上两类药不良反应及注意事项

（1）应用肌松药拮抗剂之前，应鉴别是中枢性呼吸抑制还是周围性呼吸抑制。

（2）血内肌松药浓度很高时，抗胆碱酯酶药拮抗效果不理想。因此，应待肌张力有所恢复时再行拮抗。

（3）去极化类肌松药只有在转化成脱敏感阻滞时才能用抗胆碱酯酶药拮抗，其 TOF 的 T4/T1 比值愈小，拮抗效果愈好。

（4）新斯的明用量一般 2.5mg 已足够，最大用量不超过 5mg，用量过大有可能使乙酰胆碱在体内蓄积过多而阻断神经肌肉接头的传导，有可能加重阻滞作用。

（5）去极化类肌松药引起的长时间呼吸抑制，难以肯定是否转化为脱敏感阻滞，又缺乏监测仪器时，可先以作用时间短的艾笛酚小剂量试用，待有确切作用后，再加大剂量或改用新斯的明。

（6）抗胆碱酯酶药拮抗效果不好时，切勿一再追加剂量，应从多方面考虑原因。

（7）需重复应用拮抗剂时，一般间隔 15～30min，不宜过短，应有充分的观察时间。

（8）应用抗胆碱酯酶药后，可引起分泌物增多，躁动不安，肌无力或阵挛，视力模糊，瞳孔缩小，眼球震颤，多汗、恶心、呕吐，胃肠蠕动增加，腹痛，心动过缓或心动过速，血压下降，呼吸困难等不良反应。

（9）应用洋地黄和β－受体阻滞剂者、支气管哮喘患者、肠梗阻或尿路梗阻及尿道感染者、孕妇，以及房室传导阻滞、心肌缺血、瓣膜狭窄、低血压或肾功能衰竭伴高血钾患者禁用或慎用抗胆碱酯酶药。

（四）毒扁豆碱（Physostigmine）

1. 药理特点

（1）毒扁豆碱是胆碱酯酶抑制剂，能抑制胆碱酯酶对乙酰胆碱的破坏，从而提高乙酰胆碱的浓度而加强其作用。

（2）对具有中枢胆碱能神经阻滞作用的药物如东莨菪碱、阿托品、氯丙嗪和异丙嗪等引起的中枢抑制或兴奋均有拮抗作用。

（3）对无明显中枢胆碱能受体阻滞作用的安定、氯胺酮、氟哌啶以及麻醉性镇痛剂所致的中枢抑制，均有不同程度的拮抗作用。这可能是毒扁豆碱加强了网状结构中胆碱能神经的作用，因而对病人的意识有催醒作用。

2. 临床应用

（1）主要用于全麻过深或谵妄病人的催醒。静脉注射后5min产生作用，药物有效时间约为30～120min。

（2）成人用3～4mg/次，儿童0.08～0.1mg/kg静脉注射，注射速度控制在1～2min。

（3）先用咖啡因0.5g或可拉明0.375mg，混合后静滴或静脉推注，稍后再静注毒扁豆碱3～4mg。

3. 不良反应及禁忌证

（1）毒扁豆碱可引起呼吸道分泌物增多、恶心、呕吐、腹痛、唾液增多、面部一过性抽搐及心率减慢。

（2）消化道或泌尿道梗阻者，哮喘和阻塞性肺疾患者禁用。

（3）心肌缺血者慎用。

四、非微粒性抗酸剂

如柠檬酸钠、西咪替丁、雷尼替丁。

五、治疗恶心类药物

如氯丙嗪、异丙嗪。

六、非麻醉类镇静剂

如异丁苯丙酸、对乙酰氨基酚。

七、抗镇定类药物［以纳洛酮（Naloxone）为例］

（一）药理特点

（1）纳洛酮是麻醉性镇痛药的纯拮抗剂，没有激动阿片受体的作用，没有镇痛和呼吸抑制等作用。

（2）对麻醉性镇痛剂的拮抗几乎涉及麻醉性镇痛药的各个方面。其包括麻醉性镇痛剂所致的呼吸抑制、抽搐、缩瞳、总胆管痉挛及致幻以及镇痛作用。

（3）静注后2~3min产生最大效应，持续时间约45min。肌肉注射后10min出现最大效应，持续时间约2~3h。

（二）临床应用

（1）逆转术后的呼吸抑制。

（2）拮抗吗啡或芬太尼静脉复合麻醉。

（3）解救麻醉性镇痛药中毒。

（4）不明原因的昏迷、呼吸抑制。

（5）用于休克的治疗，可增加心肌收缩力和心排血量。对内毒素性和低血容量性休克的抢救有一定效果。

（6）成人剂量为0.1~0.4mg或5μg/kg，每2~3min注射1次，直至有拮抗呼吸抑制反应为止。小儿剂量为1~10μg/kg静脉注射，每2~3min注射1次，直至有呼吸反应为止，总量不超过0.4mg。

（三）不良反应

（1）应用纳洛酮后偶有恶心、呕吐、谵妄发生。

（2）在纳洛酮拮抗麻醉性镇痛药后，因疼痛恢复，内源性儿茶酚胺释放增加，可引起高血压、心律失常、肺水肿，甚至心跳停止。因此，左心室功能不良和冠心病人慎用。

（3）再麻醉纳洛酮静脉注射的临床作用持续时间较短，单次静脉注射纳洛酮拮抗使呼吸和意识恢复后，一旦纳洛酮作用消失，可导致再次出现呼吸抑制或意识消失。

八、混杂类药物

主要是苯二氮草类。

第十章　电抽搐治疗室设置与人员配备

第一节　电抽搐治疗室的设置

一、电抽搐治疗室的地点选择

电抽搐治疗室应设在医院住院部或门诊部单独的地方，不应设在医院内边远的地方。四川省精神卫生中心开展无抽搐治疗颇具代表性，开始时把电抽搐治疗室设置在手术室，以防发生情况时应急处理。在经过一段时间，操作熟练后，再把治疗室设置在精神科与手术室之间，并且在麻醉科和其他科人员可以急速到位的路径上。广州市精神病医院 1998 年年底全院停止使用传统的电抽搐治疗，同时开展了现代电抽搐治疗。最早期现代电抽搐治疗室设在医院老年病区的 ICU 室内，后来改设在一个病区内。大约两年后，经验成熟，现已成为一个治疗机构一套固定人员，组成治疗小组，地方设置在住院部的门诊大楼与住院大楼之间。而 ICU 病房就在门诊大楼上。为保证资源充分利用和技术力量的集中，全院只办一个电抽搐治疗室较为适宜，电抽搐治疗室作为一个独立机构，应配备 4 个专用房间，包括电抽搐治疗小组办公室、治疗室、监护室和候诊室。房间应考虑到安全舒适，通风，光线充足，安静优雅，各房间连在一起，各有隔音设备，候诊室与其他室需用墙分隔开。房子面积大小视工作量、工作人员、病员多少决定，因治疗室需放置较多的治疗仪器和生命监测仪器、抢救器材、治疗床，还有众多的工作人员（有时还有参观者或轮训医护人员），因此面积需要较大一些，一般在 20 ~ 30m^2 左右，监护室需要放置治疗后意识未恢复的病员，并配置相关的生命监护设置，因此，地方也不能过挤。治疗室与监护室往往是连在一起，一半是墙，一半是玻璃（最好是单向玻璃）分隔，以便医护人员在治疗室工作时，也能看到监护室的情况（当然监护室还需设有专职护士）。但是，Pippard 和 Ellam（1981）所进行的调查报告和 1998

年我们参观学习的美国南加州大学医学院的精神科现代电抽搐治疗室的情况不是这样，完全达到上述要求的医院，目前国内外并不多见。据我们2008年对广东省开展的现代电抽搐治疗的精神病院调查，也未有一间医院完全按上述要求设置。

二、电抽搐治疗室的物品设置

（一）传统电抽搐治疗室的仪器设置

电抽搐治疗仪，治疗床，治疗车，中央供氧系统（或氧气瓶），导氧管，正压面罩，喉镜，吸引器，气管内套管，喉管，口腔保护器（或其他口腔保护措施），开口器，约束带（术后病人意识未恢复时作临时保护性约束用）。1ml、5ml、20ml一次性注射器以及除颤器等。

（二）传统电抽搐治疗室的药品设置

阿托品，安定，苯海拉明，肾上腺素，去甲肾上腺素，利多卡因，甲基强的松龙，5%葡萄糖液，10%葡萄糖液（250ml），5%葡萄糖盐水，0.9%生理盐水，可拉明，多巴胺，阿拉明，氨茶碱等药物。

有关电抽搐治疗室的物品配置，可以视医院的具体情况而有所变动，但是原则上必要的急救要求的仪器设备和急救药物的配置标准，应该是一致的。

（三）改良性电抽搐治疗室的仪器设置

改良性电抽搐治疗仪（目前国内的均为国外制造，常用的有醒脉通多参数ECT治疗仪、思倍通多参数ECT治疗仪），多参数监护仪，治疗床，中央供氧系统（或氧气瓶），导氧管，正压面罩，喉镜，吸引器，气管内套管，喉管，口腔保护器，开口器，1ml、5ml、20ml一次性注射器，体重磅，除颤器，人工气囊（或简易呼吸机）等。

（四）改良性电抽搐治疗室的药品设置

麻醉用药（异丙酚、依托咪酯、硫喷妥钠或戊炔巴比妥等），肌松剂（琥珀酰胆碱），阿托品，苯海拉明，肾上腺素，去甲肾上腺素，利多卡因，甲基强的松龙，安定（或氯硝安定），5%葡萄糖液，10%葡萄糖液（250ml），5%葡萄糖盐水，0.9%生理盐水，可拉明，多巴胺，阿拉明，氨茶碱等。

第二节 电抽搐治疗的人员配备与职责

一、传统电抽搐治疗室人员配备

为了保证电抽搐治疗的安全有效，电抽搐治疗室的成员必须在一位大精神科主任具体领导下，组成一个治疗小组。小组成员必须是经过严格电抽搐治疗培训，并通过相关的专项培训机构考核（理论考核和操作考核）合格认证的人员。小组成员包括精神科医生和精神科护士，治疗小组组长由精神科医生担任。具体人员编制可根据医院的情况参考，治疗小组医生 1 ~ 2 人，必须是经电抽搐治疗专项培训，并从事精神科临床工作 3 年以上的精神科医师，护士 2 ~ 3 人，是经电抽搐治疗专项培训，并从事精神科护理工作 3 年以上的精神科护士。

二、传统电抽搐治疗室人员职责

（一）电抽搐治疗室医师岗位职责

（1）在大精神科主任的领导下，开展日常工作，做好与选送病员的科室的联系工作，安排确定治疗时间。

（2）负责电抽搐治疗前选送病员的适应证复审工作，必要时提出补充检查及修订治疗前准备方案的意见。

（3）决定治疗的具体操作方案，如具体治疗时间，选择电刺激强度、通电刺激时间和组织施治工作。

（4）现场负责意外事件的抢救。负责安排病人醒复的医疗、护理工作，确定监护措施和时间。

（5）讨论制定副反应的处理意见和发生意外的急救措施，共同确定电抽搐的治疗次数。

（6）负责电抽搐治疗前后各类评定量表及观察表格的填写，治疗记录的书写，以及相关资料的收集、保存等工作。

（7）负责每年度的工作总结及新一年度的工作计划；并要认真统计各类数据，汇总各类表格、资料等向上报告。

（8）完成对医学院校学生或进修培训医生的带教任务，撰写相关文章和开展电抽搐治疗相关的科研工作。

（二）电抽搐治疗护士岗位职责

（1）在治疗小组组长、护士长的领导下，具体负责电抽搐治疗室的护理工作。

（2）做好治疗前的各类仪器、设备、药品及病人的各项准备的记录工作，确保仪器、设施正常运转。

（3）严格执行各项医嘱及护理操作规程。

（4）负责电抽搐治疗病人护理计划的制订，实施工作并参与病人发生意外事件的抢救及醒复护理工作。

（5）电抽搐治疗后，负责填报各类护理观察表格。

（6）负责电抽搐治疗室的清洁卫生和财产保管工作，使治疗室财产管理、物品放置符合科学化、规范化、正规化要求。

三、改良性电抽搐治疗室人员配备

改良性电抽搐治疗与传统电抽搐治疗的主要区别在于前者是在麻醉状态下，处于短暂肌松状态，故病人无心理恐惧，无抽搐带来的副反应，所以较安全，适应证更广。但是由于使用了麻醉剂、肌松剂，所以也有一定风险，不能粗心大意。改良性电抽搐治疗操作过程比电抽搐治疗较为复杂，分工更为细微，更需要默契配合。改良性电抽搐治疗小组应在大精神科主任的直接领导下，组长是精神科医生，此外尚有麻醉科医生、精神科护士等人员，所有成员必须经过严格现代电抽搐治疗的理论和操作培训，并通过相关专项培训机构考核（理论和操作考核）认证，方能上岗工作。未经培训、无上岗证的人员一律不能参与治疗小组工作。具体治疗小组人员编制，视医院实际情况考虑，精神科医生 1～2 人，经省级专项培训，并从事精神科临床工作 5 年以上。护士 2～3 人，从事精神科临床工作 5 年以上。麻醉人员：麻醉师 1 人或经麻醉科培训进修 3 个月以上的医师。

四、改良性电抽搐治疗室人员职责

（一）改良性电抽搐治疗室治疗师岗位职责

（1）在大精神科主任领导下开展日常工作，做好选送病人的科室联系协调工作，安排确定治疗时间。

（2）负责改良性电抽搐治疗前选送病员的适应证复审工作，必要时提出补充检查及修正治疗前准备方案的意见。

（3）与麻醉师、治疗室护士密切配合，负责确定治疗的具体时间，选择电刺激强度、通电刺激持续时间和组织施治工作。

（4）现场负责意外事件的抢救，及安排病人复醒后的医疗护理工作，确定特护时间、制定监护措施。与接受治疗病人的主管医生一起，负责评定改良性电抽搐治疗的疗效。

（5）负责每次改良性电抽搐治疗前后各类评定量表及观察表格的填写、收集、保存等工作。

（6）要求认真统计各类数据，汇总各类表格资料并按时上报。

（7）做好年终工作总结、明年的工作计划。

（8）做好带教工作及科研开展工作，撰写相关的文章。

（二）改良性电抽搐治疗室麻醉师岗位职责

（1）在改良性电抽搐治疗室治疗小组组长的领导下，全面负责改良性电抽搐治疗过程中病人的麻醉业务工作。在治疗小组组长的统一指挥下，参与抢救治疗中发生各种意外（如麻醉意外）事件的病人。

（2）与护理组密切配合，保障治疗的顺利进行。

（3）治疗开始前做好各种麻醉仪器、设备、抢救用品的准备工作，确认准确无误，方可实施麻醉。

（4）治疗开始与结束的时间均应在治疗室医疗小组组长的统一命令下，不得擅自提前开始或结束麻醉工作。

（5）对特殊的病员（如儿童、老人、高血压患者、孕妇）的治疗，应同会诊医师治疗小组组长以及相关人员共同讨论治疗及麻醉中可能会遇到的各种意外的救治措施，共同探讨及确定麻醉方案。

（6）治疗结束后，应与护理组一道负责对治疗室中的麻醉仪器、设备进行清洁、保养工作。

（三）改良性电抽搐治疗室治疗护士岗位职责

（1）在治疗小组组长护士长的领导下，具体负责改良性电抽搐治疗室的护理工作。

（2）做好治疗前各类仪器、设备、药品及病人的各项准备工作、记录工作，确保仪器、设备正常运转。

（3）严格执行各类医嘱（如治疗性医嘱、麻醉医嘱）及护理操作规程。

（4）负责改良性电抽搐治疗病人的护理计划的制订和实施工作，并参与病人发生意外事件时的抢救及醒复护理工作。

（5）每次改良性电抽搐治疗后，做好各类护理观察表格的记录。

（6）负责改良性电抽搐治疗室的清洁卫生和财产保管工作，使治疗室财产管理、物品放置符合科学化、规范化、正规化要求。

（7）负责对存放于治疗室内的静脉麻醉药品的依法管理。

第十一章　电抽搐治疗的护理

电抽搐治疗是精神科治疗领域中控制各种急性症状的重要治疗手段之一，对改善精神病病人的精神症状有其独特的优点。电抽搐治疗主要适用于抑郁症，尤以严重抑郁或伴自杀、自伤行为及难治性抑郁最为首选，同时可用于神经症、精神分裂症、人格障碍、情感性精神障碍。而改良性电抽搐治疗（MECT）又是传统电休克治疗（ECT）的发展和技术上的进步，一般认为MECT没有绝对的禁忌证，安全性非常高。最近的统计资料表明，每次治疗安全性达到99.99%，极少对患者大脑造成器质性损害，是一种非常安全的治疗方法。因其安全性高，副作用少，见效快，具有药物治疗所没有的优势而有着广阔的应用前景。而治疗前、中、后的护理工作对保证治疗安全、治疗顺利完成有着至关重要的作用。

第一节　护理人员职责

一、治疗区护理人员的职责

其职能包括为治疗小组提供良好的后勤保障，ECT治疗前对治疗区域进行准备，监测病人的生命体征。病人治疗前的评估，治疗中药物的准备以及治疗后对病人进行恢复期的护理等。提供临床或财务方面的帮助，检查ECT相关设备和设施是否完好，急救设备是否齐全、是否运行良好等。

二、观察区护理人员的职责

观察区护理人员必须是注册的护士，在观察区对病人进行护理。其职责主要包括检测病人的生命体征，检测血氧脉搏仪，监测病人的意识状态。给病人输氧和为病人进行静脉输注，对病人治疗后出现的方向感缺失和易激惹症状进行护理，协助对病人和家属进行教育等。如果在观察区有多个病人，最好也相应地有多个护士来进行护理。

第二节　一般护理

一、治疗前的护理

（一）患者的准备及护理

（1）认真执行“三查七对”，向陪送护士或家属询问患者准备情况，查看有关记录。证实患者已做好治疗之前的禁食工作（禁食、禁水 8 小时）。对初次治疗者，仔细检查及核对各种辅助检查、病房医生开具的治疗申请单及 MECT 治疗的知情同意记录。对已接受过治疗的病人，应详细检查其上次治疗记录，了解患者治疗后的反应。

（2）治疗前叮嘱患者排便，防止痉挛发作时便溺在床。个别病人治疗后会出现尿潴留等不良反应，故治疗前应检查、询问病人的小便情况，对于不能主诉的患者应做好体查，发现膀胱区膨隆时禁做治疗，待病人解除症状后再次评估决定。

（3）检查患者的头部、发卡和珠宝，不洁的头发会影响治疗的效果，应确保头发干净和干燥。头饰、耳环、珠宝等有导电可能的物品应摘掉。同时应摘掉眼镜、隐形眼镜、助听器和义齿，除非有其他要求。

（4）松解领扣、腰带，检查有无松动的牙齿，以便治疗时放置口腔保护器，防止牙齿脱落。要求患者吐掉口香糖和口内其他异物。女病人应注意松解内衣扣子，以免影响术后呼吸的恢复。去除指甲油，保持手指甲或脚趾甲外表光滑，确保用来记录脉搏血氧监测仪数值的准确性。

（5）测量体重，记录生命体征。如当日 T > 38℃ ，P > 100 次/min，BP > 140/90mmHg，暂停 MECT 治疗一次。了解病史，对于有糖尿病史的病人应监测血糖，询问病人的不适症状，必要时按医嘱补充葡萄糖，防止治疗过程中低血糖的出现。

（6）开通静脉通道。准备好各种静脉用药，抽吸备用。按医嘱输注林格氏液或葡萄糖液，开通的目的是方便治疗中推注药液，因麻醉药注射外渗后可引起静脉炎及皮下淤斑和坏死现象，对此我们在注射时应避开关节部位，选择较粗和直的血管。对老年或无把握一次穿刺成功者可在注射前保暖或局部热敷，确保输液的畅通。

（7）完成一份标准化检查/报告表，它对记录遵循这些程序非常有用。表格内容应包括治疗前后生命体征的测值、治疗药品的用量、抽搐后抑制指数以及执行禁食工作人员的签名等。

（二）环境及物资准备

（1）一个理想的治疗场所应包括三个彼此独立的功能性区域：候诊区、治疗区、观察区。环境应保持安静、宽敞、明亮、布局合理，通风良好，室温保持18℃～26℃。

（2）准备好与治疗有关的药物，包括抢救用药、静脉麻醉药和肌松药。治疗用药必须遵医嘱准确配制，依次配制阿托品、异丙酚、0.9%氯化钠、琥珀酰胆碱，并用标记标明药物名称、剂量。检查各种器械如ECT治疗仪、心电监护仪、吸痰器（或负压设施）、氧气、麻醉机等是否处于应急备用状态。

二、治疗中的护理

（1）护士应掌握无抽搐电休克治疗仪、除颤机、心电监护仪、气管插管、负压吸引器的使用方法，以便术中抢救和应急。

（2）患者取卧位，协助麻醉师做好诱导麻醉，保持静脉的通畅，静脉注射药物剂量要准确，一旦发现药液外漏，要及时采取补救措施：停止输液，重新更换注射部位；对渗漏药液的部位可予硫酸镁湿敷。

（3）检查连接好的心电监测仪、上床栏。密切注意监测系统显示的心律、心率、血压、呼吸以及血氧饱和度的情况。治疗过程中口腔分泌物过多应及时用吸引器吸净。由于使用了肌松剂，如患者呼吸暂停时间过长，就要及时采取有效措施，用面罩持续正压给氧，直到自主呼吸恢复，保证气道通畅，血氧饱和度维持在90%以上。如缺氧严重，要配合医生当机立断考虑气管插管或气管切开术。患者呼吸及吞咽反射恢复后停止吸氧，静卧5min，结束治疗。

三、治疗后的护理

（1）治疗结束后应将患者安置在治疗室观察15～30min，绝对卧床休息，取侧卧位或平卧位，头偏向一侧，保持呼吸道通畅。若有舌后坠的情况要给予及时解除，注意观察口腔情况，及时擦去口角分泌物。护士可通过呼唤、对话或给予痛觉刺激以及患者是否睁眼或定位动作来判断患者意识程度，若出现意识模糊、烦躁不安等情况，应及时报告医生并给予处理。病人因接受麻醉后肌肉松弛，容易受凉、感冒或发热，要做好保暖措施。

（2）治疗后15min、30min、1h、2h测量血压、脉搏和呼吸，了解生命体征是否渐趋稳定。严密观察患者呼吸恢复情况，一般5min内自主呼吸恢复。如未及时恢复应持续辅助换气供氧，直至自主呼吸恢复。由于运用全身麻醉，患者在恢复呼吸后可能再次陷入呼吸抑制状态，故对呼吸的观察尤其重要。有报道认为 MECT 后会引起大脑细胞短暂缺氧，且脑性抽搐引起大脑细胞耗氧量增多，增加了治疗后烦躁期的发生率，予以持续低流量给氧，保证大脑的有氧代谢，可缩短烦躁期时间，同时可减少 MECT 后头痛、恶心、呕吐、认知障碍等并发症。

（3）观察注射部位有无红肿、淤斑，防药液外漏造成局部组织坏死。因静脉麻醉药药液浓度高，一旦泄漏到皮下或脂肪组织可引起灼痛，量大浓度高则导致组织坏死，即使在血管内，个别病人也可能因药液刺激引起静脉炎。故应加强血管的保护，及时对患处进行热敷，可用喜疗妥软膏沿血管方向外敷，肢体肿胀疼痛者用 50% 硫酸镁湿敷。再次治疗应更换注射部位。出现严重静脉炎者给予暂停治疗。

（4）生命体征平稳后可将患者送至观察室监护，去枕平卧至意识恢复清醒。与病房护士做好交接将患者送回病房。一般治疗后 1h 患者清醒后方可进食，保证每餐全量摄入，饮食不佳者给予喂食，拒食者可采取静脉输液，确保能量、营养及水分的补充。

（5）门诊患者必须等患者意识完全恢复，T、P、R、BP 正常持续 1 ~ 2h 以后，行动自如，无头痛、疲软、无力感，进食情况良好后，才可通知患者及其监护人离院；并预约下一次治疗时间和详细向患者及其监护人介绍下一次治疗的准备事项。仔细向患者的监护人讲解患者离院以后的观察及护理要点。若出现意外情况，应迅速将患者送至就近医院诊治。

（6）记录好病人治疗前、中、后的反应。

（7）不良反应的观察及处理：

①抽搐发作延长。这种情况的出现会使病人的氧气摄入不足，从而使组织缺氧，大脑损伤和心血管并发症发生的几率大大增加。抽搐时间过长会导致病人治疗后的意识丧失或健忘。如果治疗时患者的抽搐时间超过 3min，应人工终止其抽搐，可根据医嘱给安定 10mg 静脉注射，同时要注意做好抽搐发作时的保护。

②呼吸恢复延迟。引起延长的原因可能是中枢性抑制、呼吸道堵塞、舌后坠或使用镇静剂过多。一般认为患者在抽搐结束 5min 后自主呼吸仍未恢复即为呼吸停止时间延长。简单的处理方式是持续的辅助呼吸直到自主呼吸恢复。

③头痛。头痛是治疗后最常见的不良反应，普遍认为是治疗时电极对颞肌直接刺激所致。治疗前的告知可使其出现头痛症状时不致紧张，并可采用热疗和按摩等措施减轻疼痛。严重时可在医生指导下口服阿司匹林、布洛芬等镇痛药。

④恶心、呕吐。电抽搐治疗后出现恶心、呕吐并不常见，一般不必特殊处理。但患者意识还未恢复时则易发生误吸、气道阻塞等并发症。因此，严格执行护理操作常规，做好治疗前的禁食准备至关重要。一旦发生，应迅速配合医生实施抢救。如患者在意识清醒的状态下出现恶心、呕吐，护士应给予解释、安慰，消除患者紧张不安的心理，稳定其情绪，取得配合，以保证治疗顺利进行。

⑤意识障碍。MECT 后出现烦躁期的患者，往往有意识障碍如谵妄、无意识摸索动作等，会出现突然坐立、倒下、手脚无意识动作、翻身、拍打四周以及试图爬离治疗床等，应加强床旁护理，上床栏保护，必要时给予患者四肢适当的约束保护。对极度烦躁不安、不能制止者，按医嘱静脉推注或肌肉注射安定 10mg，同时密切观察 T、P、R、BP 变化，做好记录。

⑥记忆障碍。临床中发现部分患者存在近记忆力障碍，患者常忘记了身在何处，忘记了厕所、床铺的位置，或对日期、朋友名字、公共事件、地址和电话号码等记忆缺失。患者因此产生焦虑情绪。护理人员应给予细致的心理护理，向患者及家属解释其为可逆性的，不会造成永久性的影响，多数病人在治疗后数周内恢复，以消除其顾虑情绪。同时加强对患者的生活护理，指导患者重新建立对环境、时间和人物的识别能力。帮助患者度过这段不适期，让患者顺利完成 MECT 治疗疗程。

第三节 心理护理

尽管 MECT 是一种安全有效的治疗方法，但受传统电休克治疗的影响，多数精神病病人及其家属对 MECT 治疗不了解，存在恐惧心理，甚至拒绝治疗。护理人员在临床工作中应进行有针对性的宣传教育，适当的心理护理能有效缓解病人和家属的焦虑、恐惧等负性情绪，提高患者对治疗的依从性。

一、治疗前的心理护理

良好的护患关系是做好心理护理和提高治疗依从性的前提。护士在接触患者时应全面收集资料，评估患者情况，进行针对性心理指导。多数患者对治疗全过程不太了解，缺乏足够的信任感，还有部分患者对传统电休克治疗存在一定的恐惧感，容易产生紧张、焦虑的情绪。故对初次接受 MECT 的患者，可根据具体情况，如病种、文化程度和接受能力开展交谈、看材料、观录像等各种形式的健康宣教，向患者讲解治疗全过程、如何配合及注意事项，让患者认识到 MECT 是一种快速、安全、有效的治疗方法。对多次接受 MECT 的患者，我们应着重讲解治疗前禁食禁水的重要性、治疗中可能出现的不良反应及应对方法、治疗后的注意事项及副作用的缓解时间等，让患者减轻精神负担，得到他们的配合。

二、治疗中的心理护理

治疗室护士应热情迎接患者，与患者进行简短沟通交流，让其熟悉环境，稳定情绪。执行静脉输液应稳、准、快，动作轻柔娴熟，同时应做到一次穿刺成功。因静脉麻醉药浓度高，对血管刺激性大，易引起患者局部注射部位疼痛感，推注药物时应慢速，与患者交谈，尽量转移其注意力，以减轻患者对静脉穿刺过程中体验到的疼痛感和缓解病人的焦虑情绪，让病人从护理工作中充分感受到爱护和体贴。

三、治疗后的心理护理

治疗后要多与患者交谈，了解患者对治疗的感受，观察其情感状态，了解其精神症状缓解情况，并做好记录，鼓励患者参加工娱活动。MECT 疗效多出现在第五六次治疗后，治疗期间患者可能会出现病情反复，故有部分患者会对继续治疗缺乏信心，护士应及时与患者沟通，通过宣教消除患者心中的疑虑，使其得到安全感和心理安慰，取得配合，保证治疗顺利进行。

四、家属的心理干预

我国精神病病人的家属中，有很大一部分对电休克治疗存在顾虑，从而影响到家属的情绪和对治疗的态度。顾虑产生的原因多数为担忧治疗的疗效、不良反应及费用等问题。家属是病人重要的支持者，家属的心理状况直接影响病人的治疗和预后。故护理人员在护理病人的同时，不可忽视家属的心理健康，应及时、主动与家属沟通，对于家属担心的问题给予正确解答或及时帮助，使其认识到该治疗可快速控制患者的兴奋躁动、激惹及消极自杀的意念，有效避免意外发生，对住院患者能缩短其住院周期、减少住院天数，从而减轻家属的精神负担和经济负担。通过对家属有效的心理干预能增强其对治疗的信心，使患者在良好的心理支持下积极主动配合治疗，以达到预期目的。

第四节　管理及要求

一、仪器物品及药品的管理

仪器设备专人保管，定期保养，保持性能良好。对 ECT 相关设备设施应每天用后检查，急救仪器每周检查，保证处于应急备用状态。药物专人管理，应有一定数量的基数，用后及时清点、补充，加锁保管。由指定护士领用存放并做好登记，且应存放在安全的地方，尤其是某些处方药，应当根据医院的规章制度和其他相关法规进行详细的使用登记。

二、消毒隔离要求

治疗室环境要保持洁净，不可堆放过多的杂物，执行治疗前后均应洗手或用手消毒剂擦手。只要允许，与病人体液接触的物品都应当是一次性的。咬合阻止器和面罩在每一个病人使用后都应消毒杀菌，再存放在贴有标签的袋里；重复使用的物品其消毒杀菌的过程应严格依照相关标准执行。

第十二章　电抽搐治疗的相关文件

第一节　关于电抽搐治疗知情同意的问题

据资料记载，电抽搐治疗是1947年从西方国家引入我国的，至今已有六十多年的历史，在20世纪80年代以前，电抽搐治疗曾有过被滥用的倾向，电抽搐治疗施治医生很少关心患者的电抽搐过程，考虑病人的安全性较少，也无须向病人或家属交待电抽搐治疗的知情同意。幸运的是，电抽搐治疗的安全性比较大，因此此种治疗导致病人死亡、残废者罕见，但是因病人治疗中出现癫痫样抽搐，导致脊椎骨压缩性骨折、下颌关节脱臼，却是常见的。因当时群众法律意识不强，少有引起医患纠纷。20世纪80年代末期群众法律意识增强，懂得用法律保护自己，医患纠纷日渐增多，以及在医疗事故鉴定中，政府提出的医院在医疗事故鉴定中无过错举证，使医务人员在日常医疗工作中，提高了医疗安全意识，对具有一定风险的诊疗工作，均向病人和家属告知，即所谓知情同意。电抽搐治疗的知情同意，1980年以前是没有的，因为卫生行政机构无此规定，广东省卫生厅在1999年在讨论某精神病医院的一件在电抽搐治疗中死亡的案例的医疗事故鉴定时，发现该医院在做电抽搐治疗前，家属无签署知情同意书，家属称完全不知情。此事后，广东省卫生厅于2000年发文件《广东省精神科电抽搐治疗操作管理规范》（试行）给广东省精神病治疗机构，提出电抽搐治疗和现代电抽搐治疗必须征得病人或家属知情和同意才能进行。2008年，我们到省基层精神病院了解现代电抽搐治疗情况时，发现所有医院已制定了知情同意书。

一、知情同意书的内容

（1）介绍电抽搐治疗或改良性电抽搐治疗的概况。如电抽搐治疗是在病人头部给予短暂定量电流刺激，病人出现癫痫样抽搐发作，从而达到治疗效果的一种物理治疗方法；而改良性电抽搐治疗是在病人麻醉下给予肌松剂和氧气，然后在病人头部给予短暂电流刺激，从而达到治疗效果的一种物理治疗方法，在改良性电抽搐治疗中，病人无心理恐惧和肉体痛苦的感觉。

（2）介绍电抽搐治疗和改良性电抽搐治疗的适应证。两者均是目前精神科最有效的治疗方法之一，已被广泛用于治疗抑郁症、躁狂症、精神分裂症以及其他某些精神疾病。

（3）介绍电抽搐治疗和改良性电抽搐治疗的安全性。它的意外死亡发生率约为0.02‰，远低于正常婴儿出生的危险性（死亡率为0.12‰），因此，电抽搐治疗或改良性电抽搐治疗是一种较为安全的治疗方法。

（4）介绍电抽搐治疗和改良性电抽搐治疗可能发生的副作用。最常见的副作用是治疗后的记忆短暂障碍，以及头痛、呕吐、恶心等，偶尔出现呼吸困难、吸入性肺炎，罕见有神经性肺水肿及呼吸、心搏骤停。电抽搐治疗也有可能造成脊椎压缩性骨折、下颌关节脱臼等，改良性电抽搐治疗需要使用麻醉剂和肌松剂，也罕有产生呼吸、心搏骤停的风险。

（5）患者或监护人阅读本知情同意书后，对电抽搐治疗或改良性电抽搐治疗可能发生的意外或治疗后可能发生的副反应表示知情和理解，并表示是否同意接受此治疗方法。

（6）患者或患者监护人签字、监护人与患者的关系、身份证号码、日期。

（7）经办人（主管医生）签名、病区主任签名、日期。

二、知情同意书签署注意事项

（1）主管医生需要在签署知情同意书前，向病人或监护人口述一次知情同意书的内容和为什么医生推荐做电抽搐治疗或改良性电抽搐治疗，以及如何去衡量治疗带来的风险与收益。另外还需告诉患者或监护人如果不同意签署，医生也会努力想办法使用其他最好的替代治疗方案去治疗病人。同时，主管医生要把口述的情况简单记录在病情记录上，表示病者或监护人已知情。口述者必须是主管的医生。

（2）告知患者或监护人所签署的知情同意书不是代表同意一次的电抽搐治疗或改良性电抽搐治疗，而是整个疗程。如果以后再做维持电抽搐治疗或现代电抽搐治疗，需要再签署另一份知情同意书。

（3）鉴于精神病医院服务对象的特殊性，一般签署知情同意书的人应该是与患者关系最密切的监护人。

（4）知情同意书签署后，监护人（指签署知情同意书的监护人）任何时候有权取消知情同意，中止治疗。

（5）知情同意书签署日期必须在电抽搐治疗或改良性电抽搐治疗之前，不能补签。

（6）知情同意书签署后，应妥善保管，不得遗失。

三、知情同意书模式

下面是广州市精神病医院改良性电抽搐治疗知情同意书，供参考。

改良性电抽搐治疗（MECT）知情同意书

本人是患者　　　的监护人，因患者病情需要做 MECT 治疗，现获院方告知 MECT 是目前精神科最有效的治疗方法之一，已被广泛用于治疗抑郁症、躁狂症、精神分裂症及其他某些精神疾病。MECT 是在病人麻醉下给予肌松剂和氧气，然后在病人头部给予短暂定量电流刺激，从而达到治疗效果的一种物理治疗方法。在整个过程中，病人无心理恐惧和肉体痛苦感觉。

美国精神病学协会认为 MECT 无绝对禁忌证，它的意外死亡发生率为 0.02‰，远低于正常婴儿出生的危险性（死亡率为 0.12‰）。因此，MECT 是一种较为安全的治疗方法。

MECT 术后可能发生下列副反应：短暂的头痛、恶心、呕吐及记忆障碍，但很快会恢复。偶尔出现呼吸困难、吸入性肺炎。罕见有神经性肺水肿及呼吸、心搏骤停。

本人对院方告知病者在 MECT 治疗期间可能发生上述的副反应及意外事件表示理解，且不追究院方责任，并同意接受此治疗。如因此而发生医患纠纷，将按中华人民共和国现行的法律解决。

（临时）监护人：　　　　　关系：　　　　　年　月　日

身份证号：

经办人：

部门：　　　　　　　　　　　　　　　　　年　月　日

第二节　电抽搐治疗相关标准的管理文件

以下与电抽搐治疗和改良性电抽搐治疗相关标准化的管理文件，来自一些相关的参考书和国内精神病专科医院，供参考。

一、电抽搐治疗和改良性电抽搐治疗申请单

×××医院 MECT 申请单

姓名：　　　　性别：　　　年龄：　岁　门诊/住院号：　　　　病区：

病史摘要：

体查：

诊断：　　　　　　　　　体重：　kg

目前治疗情况：

实验室检查：

血常规：□正常　　□未查　　□异常

肝功能：□正常　　□未查　　□异常

心功能：□正常　　□未查　　□异常

离子五项：□正常　　□未查　　□异常

胸片

ECG

EEG

知情同意书：□无/□有　　　　　　治疗次数：_____次　_____日_____次

申请医生　　　　　　　　　　　　　　　　　　年　月　日

MECT 医生意见　　　　　　　　签名　　　　　年　月　日

麻醉医生意见　　　　　　　　　签名　　　　　年　月　日

注意事项：按照我院 MECT 操作规范，术前 8 小时禁止饮食，门诊/外院送来的病人需要有人陪诊，并确认该病人在 8 小时前已经禁止饮食。

二、改良性电抽搐治疗记录单

×××医院 MECT 治疗监护记录单

姓名：__________　性别：__________　年龄：______　部门：__________

诊断：__________　住院号：____　门诊号：____　体重：____　序号：____

日期										
MECT 次数										
	术前	术后	术前	术后	术前	术后	术前	术后	术前	术后
体温（℃）										
脉搏（T/m）										
呼吸（T/m）										
血压（mmHg）										
去除饰物假牙										
阿托品										
丙泊酚（mg）										
依托咪酯（mg）										
氯化琥珀酰胆碱（mg）										
电量（mC）										
电阻（Ω）										
刺激时间（s）										
频率（Hz）										
抽搐后抑制指数（%）										
呼吸恢复时间										
意识恢复时间										
情绪观察										
医师签名										
备注										

注：情绪观察：1. 恐惧，2. 平静，3. 焦虑，4. 抑郁，5. 兴奋，6. 呆滞。

三、改良性电抽搐治疗的麻醉记录单

改良性电抽搐治疗的麻醉记录单可以与改良性电抽搐治疗记录单合在一起，也可以单独记录。

×××医院 MECT 麻醉记录单

制表：×××

科　室：　　住院号：　　治疗次数：　　日期：　　年　月　日

姓　名：　　性　别：　　年　　龄：　　体　重：　　(kg)

诊　断：精神分裂症　躁狂状态　抑郁状态　帕金森病致精神障碍　难治性癫痫　其他
需干预的精神科特殊症状：拒食　功能性木僵　自伤或自残行为　冲动攻击行为　其他
特殊情况：

麻醉前用药：阿托品 0.5mg　Ⅳ　执行情况（　　）

麻醉用药：	计算值	实际用量（总量）
硫喷妥钠	mg/kg	mg
异丙酚	mg/kg	mg
依托咪酯	mg/kg	mg
琥珀酰胆碱	mg/kg	mg
其他	mg/kg	mg

麻醉过程记录

	诱导前	诱导后	MECT	MECT 后 2min	呼吸恢复	清醒
收缩压（mmHg）						
舒张压（mmHg）						
平均动脉压（mmHg）						
心率（bpm）						
SpO_2（%）						

麻醉诱导时间：　　呼吸恢复时间：　　完全清醒时间：

MECT 治疗医师（签名）：

麻醉师（签名）：

记录员（签名）：

四、禁食、禁水执行情况记录单

×××医院门诊病人 MECT 治疗禁食、禁水记录单

门诊号：

姓名：　　　　　　性别：　　　　　　年龄：

本人是患者______的监护人，现要求患者做 MECT 治疗，经院方告知，治疗中病人需在麻醉状况下给予肌松剂和氧气，为避免术中出现意外，院方告知术前 8 小时禁食、禁水。

日期	次数	禁食、禁水	家属签名	备注

注：禁食、禁水注明“已执行”。

五、医疗卫生行政机构对电抽搐治疗和改良性电抽搐治疗标准化管理文件

广东省精神科电抽搐治疗管理规范（试行）

电抽搐治疗（ECT）又称电休克治疗，是用一定量的电流通过脑部，引起中枢神经系统癫痫样放电产生全身性抽搐发作以达到控制精神症状的一种治疗方法。传统的 ECT 是在病人意识清晰的情况下进行，病人往往在治疗时产生明显的心理恐惧和肉体痛苦，同时由于 ECT 时产生剧烈的肌肉收缩及呼吸暂停，因此可能会造成病人骨折、心脑血管意外、呼吸骤停，甚至死亡。为了减少 ECT 的并发症，扩大治疗范围，增加疗效和消除治疗前的心理恐惧，自 20 世纪 50 年代初期开始使用

无抽搐性电休克治疗（MECT）。

ECT、MECT是安全的，但也存在一定的危险性，因此在治疗过程中必须严格执行各项操作规程。

一、传统ECT常规及要求

（一）设置

1. ECT室设置。ECT室应设在医院住院部或门诊部一个单独的地方，具备精神科急救室的必要条件。

2. ECT室仪器设置：ECT治疗仪、治疗床、中央供氧系统（或氧气瓶）、导氧管、正压面罩、喉镜、吸引器、气管内套管、喉管、口腔保护器（或其他保护措施）、开口器等。

3. ECT室药品设置：阿托品、安定、苯海拉明、肾上腺素、去甲肾上腺素、利多卡因、甲基强的松龙、5%葡萄糖溶液、10%葡萄糖溶液（250ml）、5%葡萄糖盐水、阿拉明、多巴胺、可拉明、氨茶碱等药物。

4. ECT室人员设置。医生：1~2人，经ECT专项培训并从事精神科工作3年以上的精神科医师。护士：2~3人，从事精神科护理工作3年以上。上述参与人员必须具有ECT引起的各种并发症及意外发生处理的能力。

（二）ECT前准备工作

1. 主管医生需提供被治疗者的病情（包括以往是否接受过ECT）、详细的体格检查结果（包括神经系统检查）以及相关实验室检查结果。

2. ECT医师根据主管医生提供的资料进行复核，确定病人可否实行批ECT。

3. 接受批ECT前病人应禁食4小时以上。

4. 治疗前由病人的法定代理人在知情同意书上签名。

5. ECT与精神药物并用时，剂量以中小量为宜，慎与锂盐并用，不可与利血平并用。

6. ECT前病人需排空膀胱，去除首饰、假牙等。

7. 测生命体征（血压、脉搏、呼吸、体温）。

（三）ECT的适应证（指精神病病人）

1. 抑郁症和其他适合本治疗的抑郁症状。

2. 严重自杀、自伤行为。

3. 极度兴奋躁动、冲动伤人。

4. 拒食、违拗和紧张性木僵。

5. 精神药物治疗无效或对药物治疗不能耐受的某些精神障碍。

（四）ECT的禁忌证（指精神病病人）

1. 急性全身感染性疾病和未痊愈的化脓性疾病。

2. 中枢神经系统疾病，如脑炎及脑血管疾病等。

3. 心血管疾病，如高血压、主动脉瘤、血栓或血栓性静脉炎、心肌炎、明显心律紊乱等。

4. 呼吸系统疾病，如急性鼻喉部疾病、哮喘、急性支气管炎、肺气肿和严重肺结核。

5. 内分泌系统疾病，如甲状腺功能亢进和重症糖尿病。

6. 骨关节疾病，尤其是近期内的骨折。

7. 严重的眼病，如青光眼。

8. 老年人、儿童及孕妇。

9. 恶病质或严重营养不良。

（五）ECT 的疗程

6 次为一个疗程，一般在上午进行，隔日一次（病情需要时可每日 1 次），每周 2 ~ 3 次；必要时可增加一个疗程，两个疗程之间最好间隔 1 周以上。

（六）ECT 的操作规程

1. 做好心理疏导，消除病人紧张情绪，争取病人更好的合作。

2. 患者仰卧于床，中段胸椎下面置入软垫（沙袋），协助人员至少两人立于左右侧，适度控制重要关节（如肘、膝、肩）活动范围。

3. 用毛巾或牙垫置于上下臼齿间，适度托住下颌关节。

4. 将涂有导电胶的电极紧贴患者两颞侧或右侧顶颞部。

5. 交流电 ECT 机，电压在 70 ~ 120V，通电时间为 0.1 ~ 0.6s；脉冲式 ECT 机，电流为 80 ~ 130mA，通电时间为 1 ~ 3s；醒脉通 ECT 机，可根据患者年龄来选择治疗量。通电后，当病人出现强直抽动时至少要有 2 名医技人员当场保护，以防止脱臼、骨折及其他意外。

6. 患者一般经历强直—阵挛—肌肉松弛典型表现，通电后若未引起抽搐发作，如一般情况稳定，2min 内可再次通电，但连续通电不宜超过 3 次。

7. 抽搐（阵挛期）后，可将头偏向一侧，由两侧辅助人员行人工呼吸，直至自主呼吸恢复。

8. 治疗后顺势移动患者至舒适位，送入监护室专人护理观察至少 30min，必要时可作保护性约束，防止意识模糊下出现冲动行为或跌倒，病人生命体征平稳后送回病房。施术者做好当次治疗记录。

二、现代 ECT（Modified ECT 或 Modern ECT，MECT）常规及要求

（一）设置

1. MECT 室设置。MECT 室设立在医院住院部或门诊部一个单独的地方，具有急救室的必要条件。

2. MECT 室仪器设置：MECT 治疗仪，多参数监护仪 1 台，治疗床，中央供氧系统（或氧气瓶），导氧管，正压面罩，喉镜，吸引器，气管内套管，喉管，口腔保护器，开口器，1ml、5ml、20ml 一次性注射器，体重磅，除颤器。

3. MECT 室药品设置：阿托品、安定、苯海拉明、肾上腺素、去甲肾上腺素、利多卡因、甲基强的松龙、硫喷妥钠或戊炔巴比妥（Methohexiatal）、氯化琥珀酰胆碱、5%葡萄糖溶液、10%葡萄糖溶液（250ml）、5%葡萄糖盐水等药物。

4. MECT 室人员设置：由医生、麻醉人员、护士组成专职治疗小组。

（1）医生：1～2 人，经省级专项培训的精神科医师。

（2）麻醉人员：麻醉师 1 人或经麻醉科培训进修 3 个月以上的医师。

（3）护士：1 人，从事精神科护理工作 5 年以上。

（4）上述参与人员必须具有 MECT 引起的各种并发症及意外发生处理的能力。

（二）MECT 前准备工作

1. 主管医生需提供被治疗者的病情（包括以往是否接受过 ECT）、详细的体格检查结果（包括神经系统检查）以及相关实验室检查结果。

2. MECT 医师根据主管医生提供的资料进行复核，确定病人可否施行 MECT。

3. 接受 MECT 前病人应禁食 6 小时以上。

4. 治疗前由病人的法定代理人在知情同意书上签名。

5. MECT 与精神药物并用时，剂量以中小量为宜，慎与锂盐并用，不可与利血平并用。

6. MECT 前病人需排空膀胱，去除首饰、假牙以及指甲油等。

7. 测生命体征（血压、脉搏、呼吸、体温）。

（三）MECT 的适应证（指精神病病人）

1. 抑郁症及其他适合本治疗的抑郁症状。

2. 有严重自杀、自伤行为。

3. 极度兴奋躁动、冲动伤人。

4. 拒食、违拗和紧张性木僵。

5. 精神药物治疗无效或对药物治疗不能耐受的某些精神障碍。

（四）MECT 的禁忌证（指精神病病人）

MECT 无绝对禁忌证，但下列情况可增加治疗的危险性，必须给予高度重视。

1. 大脑占位性病变及其他增加颅内压的病变。

2. 新近的颅内出血。

3. 各种严重的心脏病。

4. 出血或不稳定的动脉瘤畸形。

5. 严重的呼吸系统及肝肾疾病。

（五）MECT 的疗程

6 次为一个疗程，一般在早上进行，隔日一次（病情需要时可每日 1 次），每周 2～3 次；必要时可增加一个疗程，两个疗程之间最好间隔 1 周以上。

（六）MECT 的操作规程

1. 心理疏导：消除病人紧张情绪，争取病人更好的合作。

2. 术前准备工作：治疗前做好各项准备工作，包括各种急救设备、麻醉药品的准备以及患者的皮肤清洁等。

3. 放置多参数监护系统。

4. 安放 EEG、MECT 治疗电极（在双颞部）。

5. 建立静脉通道。

6. 开机：接通电源，根据能量百分比设定治疗量，然后测试电阻（必须在 100 ~ 3 000Ω），<100Ω 提示短路，>3 000Ω 可能线路接触不良，应仔细检查。

7. 使用抗胆碱能类药物：常规静脉注射阿托品 1mg。

8. 使用麻醉药物：快速静注 2.5% 硫喷妥钠（或异丙酚 100 ~ 150mg）9 ~ 14ml（5mg/kg），静注速度为前 6mg 约为 3ml/min，以后为 2ml/min，直到睫毛反射迟钝或消失，病人呼之不应、推之不动为止。

9. 给氧：用加压通气给予 100% 纯氧，频率为 20 ~ 30T/m，持续到自主呼吸恢复。

10. 注射肌松剂：使用氯化琥珀酰胆碱快速静注，初始剂量为 0.6mg/kg（绝大多数成人为 35 ~ 50mg），注射后 1min 可见眼面、口角到胸腹四肢的肌束抽动，然后全身肌肉松弛，腱反射消失，自主呼吸停止，此时为通电最好时间。

11. 插入口腔保护器。

12. 治疗：在获得麻醉师同意后，按治疗键。

13. 发作停止后取出口腔保护器，放置口咽通气道，继续给氧到病人恢复自主呼吸。施术者做好当次治疗记录。

14. MECT 术后病人需在监护室内观察 30min 后，生命体征无异常方可送回病房。

第十三章　电抽搐治疗的教育与培训

电抽搐治疗和改良性电抽搐治疗不是一种微不足道的治疗方法，随便让一位普通的住院医生施治是不行的。电抽搐治疗和改良性电抽搐治疗是一种独立的精神科的物理治疗，它带有明显医疗干预色彩，需要进行基础麻醉和肌松剂使用（改良性电抽搐治疗），需要承担一定的风险。精神科医生主施行改良性电抽搐治疗的角色，就像内科、外科医生一样，需要把治疗技术掌握好，就要熟悉诱发抽搐的生理和生化知识，熟悉麻醉剂和肌松剂的药理特点，熟悉所用的电刺激对躯体的影响，熟悉电抽搐治疗仪或改良性电抽搐治疗仪的治疗原理及操作规程。同时必须掌握不良反应的对策以及万一意外事件发生的紧急处理方法。为此，实施这种治疗方法的人员（精神科医师、麻醉医师、精神科护士）都必须经过严格培训，通过理论和操作实践考核合格，方能参与这项医疗工作。

第一节　教育与培训

目前，无论是国内还是国外，对精神科医师的培训工作还未有要求进行对电抽搐治疗或改良性电抽搐治疗的专门训练，因为目前停留在就业后各医院内的上级医生对下级医生的指导，上级医生也常常缺乏这方面的理论和实践经验，不同的医院对精神科这种独特的物理治疗投入不一致，对电抽搐治疗或改良性电抽搐治疗认识不同，导致我国精神科医生掌握这方面的治疗技术参差不齐，操作常规也不尽统一。在国外，美国医学教育学委员会、美国精神医学委员会、美国神经科协会都没有提供这方面的任何指导性意见。Prpard Ellam（1981）对大不列颠、Laley 和 Fahy（1985）对爱尔兰的调查表明，这些地方对电抽搐治疗的技术培训关注极少。美国的医学会则要求增加对医学生和住院医师的电抽搐治疗运用知识的培训。总之，目前人们越来越认识到，一个全面的教育和培训中电抽搐治疗和改良性电抽搐治疗的知识技能培训是很有必要并且十分重要的。

一、医学院校

（1）医学生的精神病学课程应当包括讲授电抽搐治疗和改良性电抽搐治疗在精神病治疗中的作用。

（2）讲课内容应当包括历史回顾、适应证、治疗中的风险和对策。

（3）教学过程应当包括见习电抽搐治疗或改良性电抽搐治疗操作，直接观摩或观看教学录像。

（4）医学考试中应加入一些电抽搐治疗内容的题目。

二、护理学校

（1）应当开设正规电抽搐治疗和改良性电抽搐治疗课程，其中包括电抽搐治疗发展史、适应证和潜在的风险，术前评估，知情同意，治疗技术以及治疗后的护理（包括急救情况的护理）。

（2）讲课内容应包括电抽搐治疗和改良性电抽搐治疗护理人员的职责。

（3）教学过程中见习电抽搐治疗或改良性电抽搐治疗的操作过程，直接观摩或观看教学录像。

（4）考试中应加入一些电抽搐治疗或改良性电抽搐治疗的相关知识。

三、精神科住院医师

（1）对精神科住院医师在电抽搐治疗或改良性电抽搐治疗方面的培训，与参加其他课程（内科、心电图、脑电图、康复科、急救科）轮训一样，必须保证并在就业的头1~2年完成。

（2）培训内容应包括电抽搐治疗发展史、治疗反应、副反应及其预防措施、禁忌证、躯体状况、认知效应、脑电图和心电图变化、电刺激对躯体生理变化与精神科用药的比较，以及两者联合应用效应等。

（3）实践操作：精神科住院医生应在电抽搐治疗小组的成员老师监督下进行实践操作，至少20次，亦包括对治疗反应、术后醒复过程的观察。

（4）参与不良反应的处理和意外事件的急救处理。

（5）熟悉填写各项治疗表格。

（6）熟悉电抽搐治疗同意书的内容及回答病人和家属的有关提问。

（7）培训时间1~2个月，结束后还需要进行理论和操作考试。合格者发给证书，日后可参加电抽搐治疗小组工作。同时把考核成绩与其他轮训科目一样记录在册，作为以后临时技能水平的评估参考。

四、麻醉科住院医师

（1）麻醉科住院医师的培训课程不能认为在麻醉学中一般的教学和培训就足够，而应当增加改良性电抽搐治疗的特别培训。

（2）培训应当在有资质的教员讲授和指导下操作。

（3）教学内容应当包括：电抽搐治疗发展史、适应证和潜在风险，改良性电抽搐治疗前评估，治疗前、治疗中和治疗后常规给药的种类和剂量，吸氧要求、过度通氧反应、生理监测，电路安全的考虑，麻醉恢复后的反应，可能的不良反应及处理方法。

第二节　培训基地与认证

一、认证上岗

要进行安全而有效的电抽搐治疗或者改良性电抽搐治疗，必须有胜任该项工作的医疗人员，而这些人员必须经过严格的培训才能认证上岗。但是目前国内外尚没有国家级统一标准的电抽搐治疗和改良性电抽搐治疗的认证机构。大多数国家和我国更没有电抽搐治疗专业学术团体组成的协会或学术小组定期开展活动，相互交流经验，指导和培训这项工作。就国内来说，在国内甚至省内开展电抽搐治疗和改良性电抽搐治疗的精神病医院，受培训的医疗小组人员极少在国外进修受训，绝大部分均是到已开展这项治疗的上级精神病医院进修培训。由于没有一个统一的教学课程、统一的电抽搐治疗操作规范和要求，更没有认证机构，所以操作起来各有不同，没有统一标准，没有统一操作程序，理论认识薄弱，潜在很大的安全风险。这次我们到省内的调查结果如上所述，强烈要求一个统一的规范管理，做到有章可循，有法可依，既维护了病人的安全，也保护了医疗人员自己。要求在省内精神病医院开展电抽搐治疗工作，统一培训，制定统一操作规范，经过培训发证上岗。

二、培训基地的要求

（1）要经过省卫生行政机构或省精神科学会机构指定。

（2）应是一间“三甲”精神病专科医院或“三甲”医院精神科。

（3）已开展现代电抽搐治疗项目10年以上，已开展治疗的病种有：抑郁症、精神分裂症及其他一些功能性精神疾病，如强迫症、疑病症等，或某些器质性精神病，如帕金森病伴抑郁症、癫痫性精神病、卒中后抑郁等，以及抗精神病药物所致精神障碍，如恶性症状群、药源性迟发性运动障碍等。同时已开展改良性电抽搐治疗有1万人次以上的经验。

（4）要有从事改良性电抽搐治疗临床工作5年以上的资深精神科医师（其中治疗小组负责人应具有副主任以上职称）、麻醉科医师及护理人员，且具有一定教学、带教经验。

（5）具有省卫生厅印发的《广东省精神科电抽搐治疗管理规范》（试行）所要求的场地及医疗急救设备。

（6）培训机构应在电抽搐治疗方面有一定的学术水平，包括有开展改良性电抽搐治疗的相关研究，并有市级以上科研立项和在国内核心期刊发表的与改良性电抽搐治疗研究相关的文章。

（7）应编有广东省电抽搐治疗培训教材和改良性电抽搐治疗管理规范的录像教材，有可供实践操作的演示教室和讲学需要的电化教室。

附　录

广东省电抽搐治疗（ECT）培训与考试大纲

第一章　电抽搐治疗的历史和发展

第一节　概述

一、电抽搐治疗的概念

二、改良性电抽搐治疗的概念

第二节　电抽搐治疗的起源与发展

第三节　电抽搐治疗现状

第二章　电抽搐治疗的原理和作用机制

第一节　电抽搐治疗的原理

一、波形、波宽、频率与电流

1. 波形　2. 波宽　3. 频率　4. 恒压和恒流

二、刺激强度

1. 刺激阈值　2. 刺激强度的选择

三、结果评价

第二节　电抽搐治疗的作用机制

一、神经心理假设

二、神经生理假说

三、神经生化假说

1. 神经递质方面　2. 内分泌激素方面

第三章　电抽搐治疗的生理学变化

第一节　脑生物电变化

第二节　心血管系统变化

一、心率

二、血压

三、脉压差

四、心输出量

五、心电图影响

六、心脏酶谱

第四章　电抽搐治疗的适应证和禁忌证

第一节　电抽搐治疗的适应证

一、适用于以下症状

1. 严重抑郁，有强烈自伤、自杀行为或明显自责自罪者
2. 拒食、违拗和木僵者
3. 极度兴奋躁动、冲动伤人者
4. 精神药物治疗无效或对药物不能耐受者

二、适用于以下精神疾病

1. 抑郁障碍　2. 躁狂症　3. 精神分裂症　4. 其他适应证
5. 器质性精神障碍　6. 其他临床疾病

第二节　电抽搐治疗的禁忌证

一、传统电抽搐治疗的禁忌证

1. 急性全身感染性疾病和未痊愈的化脓性疾病　2. 中枢神经系统疾病
3. 心血管疾病　4. 呼吸系统疾病　5. 严重的消化系统疾病
6. 严重的肝、肾疾病　7. 骨关节疾病　8. 严重眼病　9. 内分泌疾病
10. 恶病质或明显营养不良者
11. 正在服用对循环和呼吸有抑制作用的药物
12. 苯二氮䓬类药物及抗癫痫药物，锂盐应考虑撤除
13. 12 岁以下儿童，60 岁以上老人及孕妇

二、改良性电抽搐治疗的相对禁忌证

1. 颅脑占位性病变及其他增加颅内压的病变　2. 最近的颅内出血
3. 心脏功能不稳定的心脏病　4. 视网膜剥离　5. 嗜铬细胞瘤
6. 出血或不稳定的动脉瘤畸形　7. 导致麻醉危险的疾病
8. 正在使用利血平、碳酸锂治疗者
9. 抗胆碱药、某些抗生素，影响琥珀酰胆碱水解而延长半衰期，均应撤除

第五章　电抽搐治疗的风险与控制

第一节　概述

第二节　合并躯体疾病的电抽搐治疗

一、神经系统疾病

1. 颅内占位性病变　2. 脑血管疾病　3. 痴呆
4. 精神发育迟滞　5. 脑积水　6. 迟发性运动障碍
7. 多发性硬化症　8. 癫痫症　9. 帕金森病　10. 其他

二、心血管系统疾病

三、其他系统疾病

3. 治疗ECT后低血压药物　4. 其他用于心肺复苏的药物
5. 治疗支气管痉挛和过敏性休克的药物　6. 抗癫痫类的药物
第二节　其他药物
一、选择性麻醉剂
二、选择或者增补非去极化的肌肉松弛药
三、乙酰胆碱酯酶抑制剂（肌松药的拮抗药）
四、非微粒性抗酸剂
五、治疗恶心类药物
六、非麻醉类镇静剂
七、抗镇定类药物
八、混杂类药物

第十章　电抽搐治疗室设置与人员配备

第一节　电抽搐治疗室的设置
一、电抽搐治疗室的地点选择
二、电抽搐治疗室的物品设置
1. 传统电抽搐治疗室的仪器设置　2. 传统电抽搐治疗室的药品设置
3. 改良性电抽搐治疗室的仪器设置　4. 改良性电抽搐治疗室的药品设置
第二节　电抽搐治疗的人员配备与职责
一、传统电抽搐治疗室人员配备
二、传统电抽搐治疗室人员职责
1. 电抽搐治疗室医师岗位职责　2. 电抽搐治疗护士岗位职责
三、改良性电抽搐治疗室人员配备
四、改良性电抽搐治疗室人员职责
1. 改良性电抽搐治疗室治疗师岗位职责
2. 改良性电抽搐治疗室麻醉师岗位职责
3. 改良性电抽搐治疗室治疗护士岗位职责

第十一章　电抽搐治疗的护理

第一节　护理人员职责
一、治疗区护理人员的职责
二、观察区护理人员的职责
第二节　一般护理
一、治疗前的护理
1. 患者的准备及护理　2. 环境及物资准备
二、治疗中的护理

参考文献

1. Abboud T. , Raya J. , Sadri S. Fetal and maternal cardiovascular effects of atropine and glycopyrrolate. *Anesth Analg*, 1983, 62: 426 – 430.

2. Abrahan K. R. , Kulhara P. The efficacy of electroconvulsive therapy in the treatment of schizophrenia: acomparative study. *Br J Psychiatry*, 1987, 51: 152 – 155.

3. Abramczuk J. A. , Rose N. M. Pre-anaesthetic assessment and the prevention of post-ECT morbidity. *Br J Psychiatry*, 1979, 134: 582 – 587.

4. Abrams R. Is unilateral electroconvulsive therapy really the treatmen of choice in endogenous depression ? *Ann N Y Acad Sci*, 1986, 462: 50 – 55.

5. Abrams R. Lateralized hemisphetic mechanisms and the antidepressant effects of right and left unilateral ECT. *Convuls Ther*, 1989, 5: 244 – 249.

6. Abrams R. Electroconvulsive therapy in the medically compromised patien. *Psychiatr Clin North Am*, 1991, 14: 871 – 885.

7. Abrams R. *Electroconvulsive Therapy*. 3rd Edition. New York: Oxford University Press, 1997.

8. Abrams R. The mortality rate with ECT. *Convuls Ther*, 1997, 13: 125 – 127.

9. Aarsland D. , Larsen J. P. , Waage O. , et al. Maintenance electroconvulsive therapy for Parkinson's disease. *Convuls Ther*, 1997, 13: 274 – 277.

10. Abrams R. Electroconvulsive therapy requires higher dosage levels: Food and Drug Administration action is required. *Arch Gen Psychiatry*, 2000, 57: 445 – 446.

11. Abrams R. , Fink M. The present status of unilateral ECT: some recommendation. *J Affect Disord*, 1984, 7: 245 – 247.

12. Abrams R. , Swartz C. M. , Vedak C. Antidepressant effects of right versus left unilateral ECT and the lateralization theory of ECT action. *Am J Psychiatry*, 1989, 146: 1190 – 1192.

13. Abrams R. , Swartz C. M. , Vedak C. Antidepressant effects of high – dose right unilateral electroconvulsive therapy. *Arch Gen Psychiatry*, 1991, 48: 746 – 748.

14. Addonizio G. , Susman V. L. ECT as a treatment alternative for patients with symptoms of neuroleptic malignant syndrome. *J Clin Psychiatry*, 1987, 48: 102 – 105.

15. Agarwal A. , Winny G. Role of ECT – phenothiazine combination in schizophrenia. *Ind J Psychiatry*, 1985, 27: 233 – 236.

16. Agnew W. F. , McCreery D. B. Considerations for safety in the use of extracranial stimulation for motor evoked potentials. *Neurosurgery*, 1987, 20: 143 – 147.

17. Ahmed S. K. , Stein G. S. Negative interaction between lithium and ECT. *Br J Psychiatry*, 1987, 151: 419 – 420.

18. Aldrich C. J. , Wyatt J. S. , Spencer J. A. , et al. The effect of maternal oxygen administration on human fetal cerebral oxygenation measured during labour by near infrared spedtroscopy. *Br J Obstet Gynaecol*, 1994, 101: 509 – 503.

19. Alexander R. C. , Salomon M. , Pioggia M. I. , et al. Convulsive therapy in the treatment of mania : McLean hospital. *Convuls Ther*, 1988, 4: 115 – 125.

20. Alexopoulos G. S. ECT and cardiac patients with pacemakers. *Am J Psychiatry*, 1980, 137: 1111 – 1112.

21. Alexopoulos G. S. , Shamoian C. J. , Lucas J. , et al. Medical problems of geriatric psychiatric patients and younger controls during electroconvulsive therapy. *J Am Geriatr Soc*, 1984, 32: 651 – 654.

22. Alexopoulos G. S. , Meyers B. , Young R. , et al. Recovery in geriatric depression. *Arch Gen Psychiatry*, 1996, 53: 305 – 312.

23. Allman P. , Hawton K. ECT for post – stroke depression: beta blockade to modify rise in blood pressure. *Convuls Ther*, 1987 , 3: 218 – 221 .

24. Altshuler L. L. , Cohen L. , Szuba M. P. , et al. Pharmacologic management of psychiatric illness during pregnancy: dilemmas. *Am J Psychiatry*, 1996, 153: 592 – 606.

25. Aminoff M. J. Management of status epilepticus. *Can J Neurol Sci*, 1998, 25: S4 – S6.

26. Andersen K. , Balldin J. , Gottfries C. G. , et al. Adouble – blind evaluation of electroconvulsive therapy in Parkinson's disease with "on – off" phenomena. *Acta Neurol Scand*, 1987, 76: 191 – 199.

27. Andrade C. Double stimulation to elicit an adequate treatment. *Convuls Ther*, 1991, 7: 300 – 302.

28. Andrade C. , Rao N. S. Medical students' attitudes toward electroconvulsive therapy: an Indian perspective. *Convuls Ther*, 1996, 12: 86 – 90.

29. Andrade C. , Gangadhar B. N. , Subbakrishna D. K. , et al. A double – blind comparison of sinusoidal wave and brief – pulse electroconvulsive therapy in endogenous depression. *Convuls Ther*, 1988, 4: 297 – 305.

30. Andrade C. , Gangadhar B. N. , Swaminath G. , et al. Mania as a side effect of electroconvulsive therapy. *Convuls Ther*, 1988, 4: 81 – 83.

31. Andrade C. , Gangadhar B. N. , Channabasavanna S. M. Further characterization of mania as a side effect of ECT. *Convuls Ther*, 1990, 6: 318 -319.

32. Ang M. S. , Thorp J. A. , Parisi V. M. Maternal lithium therapy and polyhydramnios. *Obstet Gynecol*, 1990, 76: 517 -519.

33. Applegate R. J. Diagnosis and management of ischemic heart disease in the patient scheduled to undergo electroconvulsive therapy. *Convuls Ther*, 1997, 13: 128 - 144.

34. Aronson T. A. , Shukla S. , Hoff A. , et al. Proposed delusional depression subtypes: preliminary evidence from a retrospective study of phenomenology and treatment course. *J Affect Disord*, 1988, 14: 69 -74.

35. Assael M. I. , Halperin B. , Alpern S. Centrencephalic epilepsy induced by electrical convulsive treatment. Electroconvulsive therapy in parkinsonism with affective disorder. *Br J Psychiatry*, 1988, 152: 55 -52.

36. Babigian H. M. , Guttmacher L. B. Epidemiologic considerations in electroconvulsive therapy. *Arch Gen Psychiatry*, 1984, 41: 246 -253.

37. Bader G. M. , Silk K. R. , DeQuardo J. R. , et al. Electroconvulsive therapy and intracranial aneurysm. *Convuls Ther*, 1995, 11: 139 - 143.

38. Badrinath S. S. , Bhaskaran S. , Sundararaj I. , et al. Mortality and morbidity associated with ophthalmic surgery. *Ophthalmic Susg Lasers*, 1995, 26: 535 -541.

39. Bagadia V. N. , Abhyankar R. , Pradhan P. V. , et al. Reevaluation of ECT in schizophrenia: right temporoparietal versus bitemporal electrode placement. *Convuls Ther*, 1988, 4: 215 -220.

40. Bailine S. H. , Safferman A. , Vital - herne J. , et al. Flumazenil reversal of benzodiazepine-induced sedation for a patient with severe pre-ECT anxiety. *Convuls Ther*, 1994, 10: 65 -68.

41. Bailine S. H. , Rifkin A. , Kayne E. , et al. Comparison of bifrontal and bitemporal ECT for major depression. *Am J Psychiatry*, 2000, 157: 121 -123.

42. Barnes R. C. , Hussein A. , Anderson D. N. , et al. Maintenance electroconvulsive therapy and cognitive function. *Br J Psychiatry*, 1997, 170: 285 -287.

43. Beale M. D. , Bernstein H. J. , Kellner C. H. Maintenance electroconvulsive therapy for geriatric depression: a one year follow - up. *Clinical Gerontologist*, 1996, 16: 86 -90.

44. Benatov R. , Sirota P. , Megged S. Neuroleptic - resistant schizophrenia treated with clozapine and ECT. *Convuls Ther*, 1996, 12: 117 -121.

45. Benbow S. M. The role of electroconvulsive therapy in the treatment of depressive illness in old age. *Br J Psychiatry*, 1989, 155: 147 -152.

46. Bergsholm P. , Gran L. , Bleie H. Seizure duration in unilateral electroconvul-

sive therapy: the effect of hypocapnia induced by hyperventilation and the effect of ventilation with oxygen. *Acta Psychiatr Scand*, 1984, 69: 121 - 128.

47. Bertagnoli M. W., Borchardt C. M. A review of ECT for children and adolescents. *J Am Acad Child Adolesc Psychiatry*, 1990, 29: 302 - 307.

48. Beyer J. L., Weiner R. D., Glenn M. D. *Electroconvulsive Therapy: A Programmed Text*, 2nd Edition. Washington, D. C.: American Psychiatric Press, 1998.

49. Bhatia S. C., Baldwin S. A., Bhatia S. K. Electroconvulsive therapy during the third trimester of pregnancy. *J ECT*, 1999, 15: 270 - 274.

50. Black D. W., Winokur G., Nasrallah A. A multivariate analysis of the experience of 423 depressed inpatients treated with electroconvulsive therapy. *Convuls Ther*, 1993, 9: 112 - 120.

51. Bloch M., Admon D., Bonne O., et al. Electroconvulsive therapy in a depressed heart transplant patient. *Convuls Ther*, 1992, 8: 290 - 293.

52. Boey W. K., Lai F. O. Comparison of propofol and thiopentone as anaesthesthetic agents for electroconvulsive therapy. *Anaesthesia*, 1990, 45: 623 - 628.

53. Bone M. E., Wilkins C. J., Lew J. K. A comparison of propofol and methohexitone as anaesthetic agents for electroconvulsive therapy. *Eur J Anaesthesiol*, 1988, 5: 279 - 286.

54. Calev A., Find M., Petrides G., et al. Caffeine pretreatment enhances clinical efficacy and reduces cognitive effects of electroconvulsive therapy. *Convuls Ther*, 1993, 9: 95 - 100.

55. Calev A., Gaudino E. A., Squires N. K., et al. ECT and non-memory cognition: a review. *Br J Clin Psychol*, 1995, 34: 505 - 515.

56. Carrasco Gonzalez M. D., Palomar M., Rovira R. Electroconvulsive therapy for status epilepticus. *Ann Intern Med*, 1997, 127: 247 - 248.

57. Casey D. A. Electroconvulsive therapy in the neuroleptic malignant syndrome. *Convuls Ther*, 1987, 3: 278 - 283.

58. Hanpattana W., Chakrabhand M. L., Sackeim H. A., et al. Continuation ECT in treatmenresistant schizophrenia: a controlled study. *J ECT*, 1999, 15: 178 - 192.

59. Consensus Conference. Electroconvulsive therapy. *JAMA*, 1985, 254: 2103 - 2108.

60. Cunningham S. J., Anderson D. N. Delusional depression, hyperparathyroidism, and ECT. *Convuls Ther*, 1995, 11: 129 - 133.

61. Daniel W. F., Crovitz H. F. Acute memory impairment following electroconvulsive therapy, 1: effects of electrical stimulus waveform and number of treatments. *Acta Psychiatr Scand*, 1983, 67: 1 - 7.

62. Devanand D. P., Prudic J., Sackeim H. A. Electroconvulsive therapy - induced

hypomania is uncommon. *Convuls Ther*, 1992, 8: 296 – 298.

63. Dubovsky S. L. Using electroconvulsive therapy for patients with neurological disease. *Hospital and Community Paychiatry*, 1986, 37: 819 – 825.

64. Fink M. Training in convulsive therapy (editorial). *Convuls Ther*, 1986, 2: 227 – 229.

65. Riddle W. J., Scott A. I., Bennis J., et al. Current intensity and oxytocin release after electroconvulsive therapy. *Biol Psychiatry*, 1993, 33: 839 – 841.

66. Steffens D. C., Krystal A. D., Sibert T. E., et al. Cost effectiveness of maintenance ECT (letter). *Convuls Ther*, 1995, 11: 283 – 284.

67. 周小东. 现代电抽搐治疗理论与实践. 石家庄: 河北科学技术出版社, 2004

68. 舒良, 田成华. 精神障碍的生物学治疗. 北京: 科学技术文献出版社, 2005

69. 江开达. 精神药理学. 北京: 人民卫生出版社, 2007

70. 刘协和, 袁德基主译. 牛津精神病学教科书. 成都: 四川大学出版社, 2004

71. 黄雄, 马静山, 陈妙珍. 改良性电抽搐治疗并发精神病性症状的抑郁症. 中国康复, 2008, 23 (1): 66 – 68

72. 黄雄, 马静山, 陈妙珍. 改良性电抽搐治疗难治性抑郁症的效果. 广东医学, 2006, 27 (10): 1521 – 1523

73. 阮伟民, 谢松林. 临床麻醉管理与技术规范. 北京: 中国中医药出版社, 2005

74. 国家药典委员会. 中华人民共和国药典·临床用药须知·化学药和生物制品卷. 北京: 人民卫生出版社, 2005

75. 刘先义. 临床麻醉实施程序. 北京: 人民卫生出版社, 2000

76. 张春平. 改良性电抽搐与抗抑郁剂治疗抑郁症的对照研究. 广东医学, 2008, 29 (4): 593 – 594